Christoph Herold

**Fortschritte in der Hautkrebsbehandlung**

Immuntherapie, Tumorvakzine, personalisierte Ansätze und komplementäre Verfahren im Überblick

Christoph Herold
**Fortschritte in der Hautkrebsbehandlung**
Immuntherapie, Tumorvakzine, personalisierte Ansätze und komplementäre Verfahren im Überblick

**ISBN: 978-3-69035-894-1**

Bestellnummer: 2039
Auch als eBook verfügbar
(978-3-69035-903-0)

Cover-Gestaltung: Kerstin Laube
Herstellung: Michaela Witt

© Bremen University Press, 2025.
Fahrenheitstr. 11
28359 Bremen
bup@bremenuniversitypress.com
www.bremenuniversitypress.com

Die Nutzung des Manuskripts im Ganzen oder in Teilen ohne vorherige schriftliche Zustimmung des Verlags ist nicht zulässig.

Dieses Buch wurde auf umweltfreundlichem Papier aus nachhaltiger Forstwirtschaft gedruckt, um Ressourcen zu schonen und die Umweltbelastung zu minimieren. Durch den Einsatz von Recyclingmaterialien und FSC-zertifiziertem Papier leisten wir einen Beitrag zum Schutz der Wälder und zur Reduzierung des ökologischen Fußabdrucks.

Christoph Herold

**Fortschritte in der Hautkrebsbehandlung**

Immuntherapie, Tumorvakzine, personalisierte Ansätze und komplementäre Verfahren im Überblick

## Übersicht

VORWORT ................................................................. 12

KAPITEL 2: GRUNDLAGEN DES HAUTKREBSES ............... 19

KAPITEL 3: DIAGNOSTISCHE VERFAHREN IN DER
MODERNEN HAUTKREBSDIAGNOSTIK ..................... 27

KAPITEL 4: KLASSISCHE THERAPIEANSÄTZE IM ÜBERBLICK .... 34

KAPITEL 5: NEUE MEDIKAMENTÖSE THERAPIEANSÄTZE ........ 42

KAPITEL 6: FORTSCHRITTE IN DER IMMUNTHERAPIE ............ 51

KAPITEL 7: MODERNE STRAHLENTHERAPIEVERFAHREN ........ 97

KAPITEL 8: INNOVATIVE CHIRURGISCHE MAßNAHMEN
UND MINIMALINVASIVE MAßNAHMEN .................. 116

KAPITEL 9: ALTERNATIVE UND KOMPLEMENTÄRE
THERAPIEANSÄTZE ................................................ 124

KAPITEL 10: REHABILITATION UND NACHSORGE ................. 130

KAPITEL 11: ZUKUNFTSPERSPEKTIVEN DER
HAUTKREBSTHERAPIE ........................................... 136

12. SCHLUSSWORT ............................................................ 144

13. WEITERFÜHRENDES LITERATURVERZEICHNIS ................. 146

# Inhaltsverzeichnis

**VORWORT** .................................................................. **12**

KAPITEL 1: EINLEITUNG UND PROBLEMSTELLUNG ........................................ 13
1.1 EPIDEMIOLOGISCHE ENTWICKLUNG VON HAUTKREBS WELTWEIT ....... 13
1.2 URSACHEN FÜR DEN ANSTIEG DER INZIDENZ ................................ 14
1.3 GESELLSCHAFTLICHE UND ÖKONOMISCHE BEDEUTUNG VON HAUTKREBS ........................................................................ 16

**KAPITEL 2: GRUNDLAGEN DES HAUTKREBSES ............... 19**

2.1 ANATOMISCHE UND PHYSIOLOGISCHE GRUNDLAGEN DER HAUT ........ 19
2.2 PATHOPHYSIOLOGIE DER HAUTKREBSENTSTEHUNG ......................... 20
2.3 KLASSIFIKATION VON HAUTKREBSARTEN ...................................... 21
    2.3.1 *Basalzellkarzinom* ............................................ 22
    2.3.2 *Plattenepithelkarzinom* .................................... 22
    2.3.3 *Malignes Melanom* ............................................ 23
    2.3.4 *Seltener Hautkrebs* ........................................... 23
2.4 GENETISCHE PRÄDISPOSITIONEN UND MOLEKULARE MARKER .......... 23
2.5 RISIKOFAKTOREN UND PRÄVENTIVE MAßNAHMEN ......................... 24
2.6 LITERATURVERZEICHNIS – KAPITEL 2 ............................................ 25

**KAPITEL 3: DIAGNOSTISCHE VERFAHREN IN DER MODERNEN HAUTKREBSDIAGNOSTIK ...................... 27**

3.1 KLINISCHE UNTERSUCHUNGSMETHODEN ..................................... 27
3.2 BILDGEBENDE VERFAHREN ........................................................ 28
    3.2.1 *Dermatoskopie und Videodermatoskopie* ...................... 29
    3.2.2 *Konfokale Lasermikroskopie* ........................................... 29
    3.2.3 *Optical Coherence Tomography (OCT)* ............................ 30
3.3 BIOPSIETECHNIKEN UND HISTOPATHOLOGISCHE UNTERSUCHUNGEN ................................................................ 31
3.4 MOLEKULARE DIAGNOSTIK UND GENETISCHE TESTVERFAHREN ......... 32
3.5 KÜNSTLICHE INTELLIGENZ IN DER HAUTKREBSDIAGNOSE ................. 33

# KAPITEL 4: KLASSISCHE THERAPIEANSÄTZE IM ÜBERBLICK .... 34

4.1 CHIRURGISCHE THERAPIEOPTIONEN .......... 34
- *4.1.1 Exzisionstechniken .......... 34*
- *4.1.2 Mohs-Chirurgie .......... 35*

4.2 STRAHLENTHERAPIE .......... 36
4.3 CHEMOTHERAPIE – INDIKATIONEN UND GRENZEN .......... 36
4.4 PHOTODYNAMISCHE THERAPIE .......... 37
4.5 IMMUNTHERAPIE – ERSTE ERFOLGE UND GRENZEN TRADITIONELLER ANSÄTZE .......... 38
4.6 LITERATURVERZEICHNIS – KAPITEL 3-4: DIAGNOSTISCHE VERFAHREN IN DER MODERNEN HAUTKREBSDIAGNOSTIK .......... 39

# KAPITEL 5: NEUE MEDIKAMENTÖSE THERAPIEANSÄTZE .......... 42

5.1 IMMUNCHECKPOINT-INHIBITOREN .......... 42
- *5.1.1 PD-1- und PD-L1-Inhibitoren .......... 42*
- *5.1.2 CTLA-4-Inhibitoren .......... 43*

5.2 ZIELGERICHTETE THERAPIEN (TARGETED THERAPIES) .......... 44
- *5.2.1 BRAF- und MEK-Inhibitoren .......... 44*
- *5.2.2 KIT- und NRAS-Inhibitoren .......... 45*

5.3 NEOANTIGEN-BASIERTE THERAPIEN .......... 45
5.4 mRNA-BASIERTE THERAPEUTIKA .......... 46
5.5 EPIGENETISCHE THERAPIEANSÄTZE .......... 47
5.6 LITERATURVERZEICHNIS – KAPITEL 5: NEUE MEDIKAMENTÖSE THERAPIEANSÄTZE .......... 48

# KAPITEL 6: FORTSCHRITTE IN DER IMMUNTHERAPIE .......... 51

6.1 GRUNDLAGEN DER TUMORIMMUNOLOGIE .......... 51
- *6.6.1. Eliminationsphase .......... 51*
- *6.1.2. Equilibrium-Phase .......... 52*
- *6.1.3. Escape-Phase .......... 52*

6.2 CAR-T-ZELLTHERAPIE BEI HAUTKREBS .......... 54
- *6.2.1 Funktionsweise der CAR-T-Zelltherapie .......... 55*
- *6.2.2 CAR-T-Zelltherapie bei Hautkrebs .......... 56*
- *6.2.3 Herausforderungen und Limitationen .......... 57*

| | | |
|---|---|---|
| 6.2.4 | Studienlage | 58 |
| 6.2.5 | Tabellarische Übersicht der klinischen Studien | 62 |
| 6.2.6 | Perspektiven und Zukunftsaussichten | 64 |
| 6.3 | TUMORVAKZINE – KONZEPTE UND KLINISCHE ERGEBNISSE | 66 |
| 6.3.1 | Kategorien von Tumorvakzinen | 66 |
| 6.3.2 | Klinische Studienlage zu Tumorvakzinen bei Hautkrebs | 68 |
| 6.3.3 | Wichtige Aktuelle Studien und Entwicklungen | 68 |
| 6.3.4 | Hervorzuhebende Ergebnisse | 69 |
| 6.3.5 | Zukunftsaussichten | 70 |
| 6.4 | ONKOLYTISCHE VIREN IN DER HAUTKREBSTHERAPIE | 70 |
| 6.4.1 | Aktuelle Forschung | 72 |
| 6.4.2 | Tabellarische Übersicht: Onkolytische Viren in der Hautkrebstherapie | 73 |
| 6.4 | CHECKPOINT- INHIBITOREN | 74 |
| 6.4.1 | Wirkmechanismus | 74 |
| 6.4.2 | Indikationen | 75 |
| 6.4.3 | Klinische Wirksamkeit | 76 |
| 6.4.4 | Nebenwirkungen und Management | 76 |
| 6.4.5 | Perspektiven | 77 |
| 6.5 | ADOPTIVER T-ZELL-TRANSFER | 78 |
| 6.5.1 | Grundlagen und Prinzip | 78 |
| 6.5.2 | Studienlage | 79 |
| 6.5.3 | Ausblick | 80 |
| 6.5.4 | Zukunft | 81 |
| 6.5.5 | Tabellarische Übersicht: Klinische Studien zum adoptiven T-Zell-Transfer bei Hautkrebs | 82 |
| 6.7 | KOMBINIERTE IMMUNTHERAPIEN UND MULTIMODALE ANSÄTZE IN DER BEHANDLUNG VON HAUTKREBS | 83 |
| 6.7.1 | Beispiele | 84 |
| 6.7.2 | Herausforderungen | 85 |
| 6.7.3 | Übersicht | 86 |
| 6.8 | NEBENWIRKUNGEN UND MANAGEMENT IMMUNBASIERTER THERAPIEN | 91 |

| | | |
|---|---|---|
| 6.9 | LITERATURVERZEICHNIS – KAPITEL 6: FORTSCHRITTE IN DER IMMUNTHERAPIE | 95 |

## KAPITEL 7: MODERNE STRAHLENTHERAPIEVERFAHREN ........ 97

| | | |
|---|---|---|
| 7.1 | GRUNDLAGEN DER STRAHLENTHERAPIE BEI HAUTKREBS | 97 |
| 7.2 | STEREOTAKTISCHE STRAHLENTHERAPIE IN DER HAUTKREBSTHERAPIE | 98 |
| 7.2.1 | Wirkweise | 98 |
| 7.2.2 | Anwendung in der Hautkrebstherapie | 99 |
| 7.2.3 | Effektivität | 100 |
| 7.2.4 | Tabellarische Übersicht | 101 |
| 7.3 | PARTIKELTHERAPIE BEI HAUTKREBS: PROTONEN- UND SCHWERIONENBESTRAHLUNG | 103 |
| 7.3.1 | Wirkweise | 103 |
| 7.3.2 | Anwendung | 105 |
| 7.3.3 | Tabelle: Vergleich von Photonen-, Protonen- und Schwerionentherapie bei Hautkrebs | 106 |
| 7.4 | IMMUNOLOGISCHE SYNERGIEN IN DER BEHANDLUNG DES HAUTKREBSES | 107 |
| 7.4.1 | Wirkweise | 108 |
| 7.4.2 | Studien | 109 |
| 7.4.3 | Herausforderungen | 110 |
| 7.4.4 | Tabelle | 111 |
| 7.5 | NEBENWIRKUNGEN MODERNER STRAHLENTHERAPIEVERFAHREN | 112 |
| 7.6 | LITERATURVERZEICHNIS – KAPITEL 7: MODERNE STRAHLENTHERAPIEVERFAHREN | 114 |

## KAPITEL 8: INNOVATIVE CHIRURGISCHE MAßNAHMEN UND MINIMALINVASIVE MAßNAHMEN ................. 116

| | | |
|---|---|---|
| 8.1 | WEITERENTWICKLUNGEN DER KLASSISCHEN EXZISIONSVERFAHREN | 116 |
| 8.2 | MOHS-CHIRURGIE UND DEREN WEITERENTWICKLUNGEN | 117 |
| 8.3 | LASERBASIERTE VERFAHREN | 118 |
| 8.4 | KRYOCHIRURGISCHE VERFAHREN | 119 |
| 8.5 | RADIOFREQUENZ- UND ULTRASCHALLBASIERTE METHODEN | 120 |

8.6 LITERATURVERZEICHNIS – KAPITEL 8: INNOVATIVE CHIRURGISCHE MAßNAHMEN UND MINIMALINVASIVE MAßNAHMEN ............... 121

## KAPITEL 9: ALTERNATIVE UND KOMPLEMENTÄRE THERAPIEANSÄTZE .................................................. 124

9.2 TRADITIONELLE CHINESISCHE MEDIZIN (TCM) ....................... 125
9.3 HOMÖOPATHIE UND IHRE ROLLE IN DER HAUTKREBSTHERAPIE ....... 127
9.4 BEDEUTUNG DER ERNÄHRUNGSMEDIZIN ................................ 128

## KAPITEL 10: REHABILITATION UND NACHSORGE ................ 130

10.1 BEDEUTUNG DER REHABILITATION NACH HAUTKREBSBEHANDLUNGEN ................................ 130
10.2 SPEZIFISCHE REHABILITATIONSMAßNAHMEN FÜR HAUTKREBSPATIENTEN ......................................... 131
   10.2.1 Physiotherapie und funktionelle Rehabilitation ......... 131
   10.2.2 Psychosoziale Unterstützung ....................... 131
   10.2.3 Ästhetisch-plastische Nachbehandlung ..................... 132
   10.2.4 Onkologische Rehabilitationseinrichtungen ............... 132
10.3 LANGZEITNACHSORGE UND PRÄVENTIONSSTRATEGIEN ................. 133
   10.3.1 Onkologische Nachsorgeprogramme ......................... 133
   10.3.2 Präventionsstrategien zur Vermeidung von Rezidiven .................................... 134

## KAPITEL 11: ZUKUNFTSPERSPEKTIVEN DER HAUTKREBSTHERAPIE ........................................... 136

11.1 TRENDS IN DER ENTWICKLUNG NEUER THERAPIEN ...................... 136
   11.1.1 Fortschritte in der Immuntherapie ............................. 136
   11.1.2 Integration von Gentherapie und RNA-basierten Ansätzen ................................................. 137
   11.1.3 Nanomedizin und zielgerichtete Wirkstofffreisetzung . 137
11.2 PERSONALISIERTE UND PRÄZISIONSMEDIZINISCHE ANSÄTZE ........... 138
   11.2.1 Big Data und Künstliche Intelligenz in der Therapieplanung ....................................... 138
   11.2.2 Liquid Biopsy und dynamisches Therapiemonitoring ... 139

| | | |
|---|---|---|
| 11.3 | Rolle der Prävention und frühzeitigen Diagnostik | 139 |
| 11.3.1 | *Fortschritte in der bildgebenden Diagnostik* | *140* |
| 11.3.2 | *Genetisches Risikoprofiling* | *140* |
| 11.4 | Ausblick auf künftige Heilungschancen | 141 |
| 11.5 | Literaturverzeichnis – Kapitel 13: Zukunftsperspektiven der Hautkrebstherapie | 141 |

## 12. Schlusswort ............144

## 13. Weiterführendes Literaturverzeichnis ............146

| | | |
|---|---|---|
| 1. | Allgemeine Grundlagen zu Hautkrebs | 146 |
| 2. | Klassische und Innovative Therapieverfahren | 146 |
| 3. | Immuntherapie und Molekulare Zielstrukturen | 147 |
| 4. | Personalisierte Medizin und Molekulare Diagnostik | 147 |
| 5. | Alternative und Komplementäre Therapien | 148 |
| 6. | Rehabilitation und Langzeitmanagement | 148 |
| 7. | Künstliche Intelligenz und Digitalisierung | 149 |
| 8. | Weiterführende Literatur | 149 |

**Hinweise:**

- Dieses Buch ist modular aufgebaut, sodass jedes Kapitel auch eigenständig gelesen werden kann, ohne dass zwingend auf andere zurückgegriffen werden muss.
- Literaturverzeichnisse wurden den jeweiligen Kapiteln zugeordnet. Zusätzlich enthält das Buch am Ende ein Verzeichnis weiterführender Literatur.
- Bearbeitungsstand: April 2025

Der Verlag

**Vorwort**

Die Behandlung von Hautkrebs befindet sich in einem grundlegenden Wandel. Neue wissenschaftliche Erkenntnisse und technologische Fortschritte haben in den letzten Jahren zu einem erheblichen Ausbau der therapeutischen Möglichkeiten geführt. Insbesondere moderne Immuntherapien, personalisierte medizinische Ansätze, zielgerichtete Medikamente und innovative chirurgische Verfahren bieten heute Behandlungsoptionen, die noch vor kurzer Zeit undenkbar waren.

Dieses Buch stellt die aktuellen Entwicklungen in der Hautkrebstherapie systematisch und verständlich dar. Im Mittelpunkt stehen die neuesten medikamentösen und interventionellen Behandlungsmethoden sowie deren Anwendungsmöglichkeiten in der klinischen Praxis. Gleichzeitig werden die Grenzen bestehender Therapien aufgezeigt und ein Ausblick auf zukünftige Forschungstrends gegeben.

Das Werk richtet sich an medizinische Fachkreise ebenso wie an informierte Patienten, die einen fundierten Überblick über die modernen Therapieoptionen bei Hautkrebs gewinnen möchten. Ziel ist es, den aktuellen Stand der wissenschaftlichen Erkenntnisse praxisnah darzustellen und Orientierung bei der Bewertung neuartiger Behandlungsmöglichkeiten zu bieten.

# Kapitel 1: Einleitung und Problemstellung

## 1.1 Epidemiologische Entwicklung von Hautkrebs weltweit

Die epidemiologische Entwicklung von Hautkrebs zeigt in den letzten Jahrzehnten eine alarmierende Tendenz, die sowohl aus medizinischer als auch aus gesellschaftlicher Perspektive von hoher Relevanz ist. Hautkrebs gehört heute zu den weltweit am häufigsten diagnostizierten Krebserkrankungen. Besonders besorgniserregend ist die kontinuierliche Zunahme der Inzidenzraten, die in nahezu allen Industrienationen beobachtet werden kann. Auch in Schwellen- und Entwicklungsländern wird eine zunehmende Prävalenz verzeichnet, was auf veränderte Lebensgewohnheiten, eine stärkere Exposition gegenüber ultravioletter Strahlung sowie verbesserte diagnostische Möglichkeiten zurückzuführen ist.

In den Vereinigten Staaten etwa ist Hautkrebs die am häufigsten diagnostizierte Krebsform. Nach Angaben der American Cancer Society werden jährlich mehr als fünf Millionen neue Fälle von nicht-melanozytärem Hautkrebs registriert, zu denen das Basalzellkarzinom und das Plattenepithelkarzinom zählen. Hinzu kommen etwa 100.000 neue Diagnosen des malignen Melanoms, der gefährlichsten und potenziell tödlichsten Form des Hautkrebses. In Europa zeigen sich ähnliche Entwicklungen, wobei insbesondere in Ländern mit hohem Anteil hellhäutiger Bevölkerungsgruppen wie Australien, Neuseeland, Norwegen und Schweden die höchsten Inzidenzraten weltweit registriert werden.

Diese besorgniserregende Zunahme betrifft nicht nur ältere Bevölkerungsgruppen, die traditionell als besonders gefährdet galten, sondern zunehmend auch jüngere Menschen. Insbesondere das maligne Melanom zeigt eine besorgniserregende Zunahme in der Altersgruppe der 25- bis 40-Jährigen. Dieser demografische Wandel lässt sich unter anderem durch veränderte Freizeitgewohnheiten, häufige Sonnenexposition ohne ausreichenden Schutz und den anhaltenden Trend zum künstlichen Bräunen in Solarien erklären. Gleichzeitig haben sich die Überlebensraten für viele Formen des Hautkrebses dank verbesserter Diagnostik und moderner Therapiemöglichkeiten signifikant verbessert, was die Gesamtzahl der Hautkrebspatienten in der Bevölkerung weiter erhöht.

## 1.2 Ursachen für den Anstieg der Inzidenz

Der Anstieg der Inzidenz von Hautkrebs ist ein multifaktorielles Phänomen, das sowohl durch exogene als auch durch endogene Einflüsse bedingt ist. Einer der wichtigsten exogenen Risikofaktoren ist die vermehrte Exposition gegenüber ultravioletter Strahlung. Diese Strahlung, die sowohl von der Sonne als auch von künstlichen Quellen wie Solarien ausgeht, führt zu DNA-Schäden in den Hautzellen, die kumulativ das Risiko für die Entstehung von malignen Veränderungen erhöhen. Die schädlichen Auswirkungen der ultravioletten Strahlung werden dabei maßgeblich durch das individuelle Hautkrebsrisiko beeinflusst, das von genetischen Faktoren, dem Hauttyp sowie der Anzahl und Art von pigmentierten Hautveränderungen abhängt.

Darüber hinaus tragen Veränderungen in den Freizeit- und Lebensgewohnheiten der modernen Gesellschaft wesentlich zu diesem Anstieg bei. Die zunehmende Beliebtheit von Outdoor-Aktivitäten, Urlaubsreisen in sonnenintensive Regionen und ein gesellschaftliches Schönheitsideal, das gebräunte Haut als attraktiv und gesund erscheinen lässt, haben die kumulative UV-Exposition in den letzten Jahrzehnten erheblich gesteigert. Dieser Trend wird durch den weit verbreiteten und oft unkritischen Gebrauch von Solarien noch verstärkt. Obwohl die karzinogene Wirkung künstlicher UV-Strahlung wissenschaftlich eindeutig belegt ist, ist ihre Nutzung in vielen Ländern weiterhin legal und unterliegt nur geringen Regulierungen.

Ein weiterer Faktor, der den Anstieg der Hautkrebsinzidenz begünstigt, ist die zunehmende Lebenserwartung der Bevölkerung. Da Hautkrebs in vielen Fällen das Ergebnis einer über Jahre oder Jahrzehnte kumulierten UV-Exposition ist, führt die Alterung der Gesellschaft zwangsläufig zu einer Zunahme der Fallzahlen. Gleichzeitig tragen verbesserte diagnostische Verfahren dazu bei, Hautkrebs früher und häufiger zu erkennen. Moderne Bildgebungstechniken und die zunehmende Anwendung der Dermatoskopie ermöglichen es, bereits frühe Stadien von malignen Hautveränderungen zu identifizieren, was zu einer Erhöhung der gemeldeten Diagnosen führt.

Auch genetische Faktoren spielen eine nicht zu unterschätzende Rolle. Menschen mit einer genetischen Prädisposition, etwa aufgrund von Mutationen in bestimmten Tumorsuppressorgenen wie CDKN2A, oder Träger des Melanom-Suszeptibilitätsgens BAP1, haben ein signifikant erhöhtes Risiko, im Laufe ihres Lebens an Hautkrebs zu erkranken. Diese genetischen Faktoren werden zunehmend in molekulargenetischen Analysen erfasst, wodurch das individuelle Risiko heute präziser als je zuvor bestimmt werden kann.

## 1.3 Gesellschaftliche und ökonomische Bedeutung von Hautkrebs

Die gesellschaftliche und ökonomische Relevanz von Hautkrebs ist erheblich und wird in der öffentlichen Wahrnehmung häufig unterschätzt. Hautkrebs ist nicht nur ein medizinisches, sondern auch ein bedeutendes sozioökonomisches Problem. Die Behandlung von Hautkrebserkrankungen verursacht jährlich weltweit Gesundheitsausgaben in Milliardenhöhe. Diese Kosten resultieren nicht nur aus den unmittelbaren Behandlungsmaßnahmen wie Operationen, Strahlentherapie und medikamentöser Therapie, sondern auch aus der langwierigen Nachsorge, Rehabilitationsmaßnahmen und der Behandlung von Rückfällen oder Metastasen.

In Ländern mit einem hochentwickelten Gesundheitssystem stellt Hautkrebs eine erhebliche Belastung der öffentlichen und privaten Krankenversicherungen dar. In den Vereinigten Staaten werden die direkten Kosten der Hautkrebsbehandlung auf über 8 Milliarden US-Dollar jährlich geschätzt. Auch in Europa belaufen sich die jährlichen Kosten für die Diagnose und Therapie von Hautkrebserkrankungen auf mehrere Milliarden Euro. Hinzu kommen indirekte Kosten, die durch den Ausfall von Arbeitskräften, Frühberentungen sowie Produktivitätsverluste entstehen.

Gesellschaftlich betrachtet führt Hautkrebs zu einer erheblichen psychischen und sozialen Belastung der Betroffenen. Die Diagnose Hautkrebs ist für viele Patienten mit Ängsten und Unsicherheiten verbunden, die über den rein medizinischen Bereich hinausgehen. Insbesondere sichtbare Narben nach chirurgischen Eingriffen oder die Notwendigkeit, sich dauerhaft vor Sonnenexposition zu schützen, können die Lebensqualität erheblich beeinträchtigen. Auch die psychologischen Folgen, die sich aus dem Bewusstsein eines erhöhten Rezidivrisikos oder der Entwicklung von Metastasen ergeben, dürfen nicht unterschätzt werden.

Ein besonderes Augenmerk verdienen in diesem Zusammenhang die immateriellen Kosten, die durch den Verlust an Lebensqualität, die psychischen Belastungen und die sozialen Einschränkungen entstehen. Diese Aspekte sind schwer quantifizierbar, spielen jedoch eine wesentliche Rolle im Alltag der Betroffenen und ihrer Familien.

Ziel dieses Buches ist es, einen umfassenden und zugleich allgemein verständlichen Überblick über die neuesten Entwicklungen in der Behandlung von Hautkrebs zu bieten. Angesichts der rasanten Fortschritte in der onkologischen Forschung, insbesondere im Bereich der Immun- und personalisierten Therapien, ist es von großer Bedeutung, aktuelle wissenschaftliche Erkenntnisse einem breiten, akademisch interessierten Publikum zugänglich zu machen. Dieses Buch richtet sich daher nicht nur an Fachärzte der Dermatologie und Onkologie, sondern auch an Medizinstudierende, Forscher, Angehörige verwandter Gesundheitsberufe sowie an interessierte Laien mit einem vertieften Interesse an modernen medizinischen Entwicklungen.

Der Aufbau des Buches folgt einer systematischen und wissenschaftlich fundierten Struktur. Zunächst werden die medizinischen Grundlagen des Hautkrebses sowie die aktuellen diagnostischen Verfahren dargestellt, um ein solides Verständnis für die Komplexität dieser Erkrankung zu schaffen. Im weiteren Verlauf werden sowohl klassische als auch moderne Therapieansätze eingehend erläutert, wobei ein besonderer Schwerpunkt auf innovativen und zukunftsweisenden Behandlungsstrategien liegt. Dazu gehören unter anderem die neuesten Entwicklungen in der Immuntherapie, der personalisierten Medizin, der molekularen Onkologie sowie der Nutzung künstlicher Intelligenz in Diagnostik und Therapie.

Abschließend wird ein Ausblick auf zukünftige Entwicklungen in der Hautkrebsbehandlung gegeben, um die Leserinnen und Leser für kommende medizinische Innovationen zu sensibilisieren. Ziel ist es, nicht nur den aktuellen Stand der Wissenschaft zu vermitteln, sondern auch die ethischen, sozialen und ökonomischen Implikationen dieser Entwicklungen zu reflektieren.

# Kapitel 2: Grundlagen des Hautkrebses

## 2.1 Anatomische und physiologische Grundlagen der Haut

Die menschliche Haut stellt das größte Organ des Körpers dar und erfüllt eine Vielzahl lebenswichtiger Funktionen. Neben der Schutzfunktion gegenüber mechanischen, chemischen und thermischen Einflüssen übernimmt sie eine zentrale Rolle im Immunsystem, bei der Thermoregulation sowie im Stoffwechsel, insbesondere bei der Synthese von Vitamin D. Die Haut ist in drei Hauptschichten untergliedert: die Epidermis, die Dermis und die Subkutis. Jede dieser Schichten besitzt spezifische Zelltypen und Strukturen, die im Zusammenspiel die Integrität und Funktionstüchtigkeit der Haut gewährleisten.

Die **Epidermis** ist die äußerste Schicht der Haut und besteht vorwiegend aus Keratinozyten, die in mehreren Lagen angeordnet sind. In der Basalzellschicht der Epidermis, dem Stratum basale, befinden sich die teilungsaktiven Zellen, aus denen sich die darüberliegenden Schichten entwickeln. Innerhalb der Epidermis finden sich auch Melanozyten, die für die Produktion von Melanin verantwortlich sind, einem Pigment, das die Haut vor ultravioletter Strahlung schützt. Daneben befinden sich in der Epidermis auch Langerhans-Zellen, die eine wichtige Rolle in der Immunabwehr spielen.

Die **Dermis**, die unterhalb der Epidermis liegt, ist ein bindegewebsreiches Areal, das zahlreiche Blut- und Lymphgefäße, Nerven, Haarfollikel sowie Schweiß- und Talgdrüsen enthält.

Die Dermis ist maßgeblich an der Thermoregulation beteiligt und stellt die strukturelle Grundlage der Haut dar. Durch ihre elastischen Fasern verleiht sie der Haut ihre Spannkraft und Widerstandsfähigkeit.

Die tiefste Schicht bildet die **Subkutis**, die vorwiegend aus Fettgewebe besteht. Diese Schicht dient als Energiespeicher, Isolator gegen Kälte und Polster gegen mechanische Belastungen. Die Subkutis ist auch an der Hormonproduktion beteiligt und beeinflusst den Wasserhaushalt des Körpers.

Veränderungen und Schädigungen in diesen Hautschichten, insbesondere der Epidermis, spielen eine entscheidende Rolle bei der Entstehung von Hautkrebs. Die meisten Hautkrebsarten gehen von Zellen der Epidermis aus, wobei die genaue Lokalisation und Zellart entscheidend für die Art und das Verhalten des Tumors ist.

### 2.2  Pathophysiologie der Hautkrebsentstehung

Die Entstehung von Hautkrebs ist ein vielschichtiger Prozess, der durch eine Kombination aus genetischen Mutationen, epigenetischen Veränderungen und Umwelteinflüssen gekennzeichnet ist. Im Zentrum dieses Prozesses stehen DNA-Schäden, die durch exogene Faktoren wie ultraviolette Strahlung, ionisierende Strahlung oder chemische Karzinogene verursacht werden. Diese Schädigungen führen zu Mutationen in wichtigen Genen, die für die Regulation von Zellwachstum, Apoptose und DNA-Reparatur verantwortlich sind.

Zentrale Bedeutung in der Tumorentstehung haben Mutationen in **Tumorsuppressorgenen** wie p53, das unter normalen Bedingungen die Zellteilung kontrolliert und bei irreparablen DNA-Schäden den programmierten Zelltod einleitet. Auch Mutationen in **Proto-Onkogenen** wie RAS oder BRAF tragen zur unkontrollierten Zellproliferation bei. Besonders relevant ist dies beim malignen Melanom, bei dem BRAF-Mutationen in über 50 Prozent der Fälle nachgewiesen werden.

Ein weiterer pathophysiologischer Mechanismus ist die Umgehung der **apoptotischen Kontrollmechanismen**. Tumorzellen entwickeln Strategien, um die Apoptose zu verhindern, was ihnen einen Überlebensvorteil verschafft. Zudem fördern sie die **Angiogenese**, also die Bildung neuer Blutgefäße, um das Tumorwachstum zu unterstützen. Dieser Prozess wird durch Wachstumsfaktoren wie den Vascular Endothelial Growth Factor (VEGF) vermittelt.

Das Immunsystem spielt bei der Entstehung und dem Fortschreiten von Hautkrebs eine ambivalente Rolle. Einerseits erkennt es entartete Zellen und eliminiert sie, andererseits entwickeln Tumorzellen Mechanismen, um der Immunüberwachung zu entgehen. Dieser als **Immunescape** bezeichnete Mechanismus ist ein zentrales Element der Tumorprogression und bildet die Grundlage für moderne immuntherapeutische Ansätze.

## 2.3 Klassifikation von Hautkrebsarten

Die Klassifikation von Hautkrebs erfolgt primär nach dem zellulären Ursprung der malignen Veränderung und unterscheidet zwischen nicht-melanozytärem und melanozytärem Hautkrebs.

### 2.3.1 Basalzellkarzinom

Das Basalzellkarzinom ist die häufigste Form des Hautkrebses und geht von den basalen Keratinozyten der Epidermis aus. Es zeichnet sich durch ein lokales, meist langsames Wachstum aus und metastasiert nur in äußerst seltenen Fällen. Dennoch kann es durch infiltratives Wachstum erhebliche Gewebeschäden verursachen, insbesondere im Gesichtsbereich. Die häufigsten klinischen Erscheinungsformen sind das noduläre, sklerodermiforme und superfizielle Basalzellkarzinom.

### 2.3.2 Plattenepithelkarzinom

Das Plattenepithelkarzinom, auch Spinaliom genannt, entsteht aus den differenzierten Keratinozyten der Epidermis. Im Vergleich zum Basalzellkarzinom ist es aggressiver und weist eine höhere Metastasierungsrate auf. Besonders gefährdet sind chronisch sonnenexponierte Hautareale wie das Gesicht, die Ohren und der Handrücken. Präkanzerosen wie die aktinische Keratose und der Morbus Bowen gelten als Vorstufen des Plattenepithelkarzinoms.

## 2.3.3 Malignes Melanom

Das maligne Melanom ist die gefährlichste Form des Hautkrebses. Es entsteht aus den pigmentbildenden Melanozyten und zeichnet sich durch ein hohes metastatisches Potenzial aus. Das maligne Melanom kann in nahezu allen Hautregionen auftreten, häufig aber an Stellen mit intermittierender intensiver Sonnenexposition. Der Tumor wird anhand verschiedener histopathologischer Subtypen klassifiziert, darunter das superfiziell spreitende Melanom, das noduläre Melanom und das akrolentiginöse Melanom.

## 2.3.4 Seltener Hautkrebs

Zu den selteneren Formen des Hautkrebses zählen das **Merkelzellkarzinom**, ein neuroendokriner Tumor mit hoher Aggressivität, das **Kaposi-Sarkom**, das insbesondere bei immunsupprimierten Patienten auftritt, sowie verschiedene Formen des kutanen Lymphoms. Trotz ihrer geringen Häufigkeit sind diese Tumorarten wegen ihrer aggressiven Natur und schlechten Prognose von hoher klinischer Relevanz.

## 2.4 Genetische Prädispositionen und molekulare Marker

Die genetische Disposition spielt eine entscheidende Rolle bei der Entstehung von Hautkrebs. Verschiedene hereditäre Syndrome sind mit einem deutlich erhöhten Hautkrebsrisiko assoziiert. Dazu zählen das **Xeroderma Pigmentosum**, das durch einen Defekt in der DNA-Reparatur gekennzeichnet ist, sowie das **Familiäre Atypische Mole-Melanom-Syndrom (FAMMM)**, das durch multiple atypische Nävi und ein hohes Melanomrisiko geprägt ist.

Molekulare Marker wie Mutationen im **BRAF-Gen**, insbesondere die V600E-Mutation, haben nicht nur diagnostische Bedeutung, sondern dienen auch als Zielstruktur für spezifische medikamentöse Therapien. Weitere wichtige molekulare Marker sind Mutationen in den Genen NRAS, c-KIT und TERT. Die Analyse dieser Marker ermöglicht eine präzisere Prognose und die Auswahl personalisierter Therapieansätze.

## 2.5 Risikofaktoren und präventive Maßnahmen

Die wichtigsten Risikofaktoren für die Entstehung von Hautkrebs lassen sich in exogene und endogene Faktoren unterteilen. Exogene Risikofaktoren umfassen die kumulative und intermittierende Exposition gegenüber UV-Strahlung, den Besuch von Solarien, ionisierende Strahlung und den Kontakt mit bestimmten chemischen Substanzen wie Arsenverbindungen.

Endogene Risikofaktoren sind ein heller Hauttyp, eine hohe Anzahl von pigmentierten Nävi, genetische Prädispositionen sowie Immunsuppression, beispielsweise nach Organtransplantationen. Auch bestimmte Vorerkrankungen wie die Epidermodysplasia verruciformis erhöhen das Hautkrebsrisiko.

Präventive Maßnahmen umfassen den konsequenten Schutz vor UV-Strahlung durch geeignete Kleidung, breitbandige Sonnenschutzmittel mit hohem Lichtschutzfaktor und die

Vermeidung der Mittagssonne. Besonders wichtig ist die frühzeitige Erkennung von Hautveränderungen durch regelmäßige Selbstuntersuchungen und dermatologische Vorsorgeuntersuchungen. In vielen Ländern sind Hautkrebsscreenings mittlerweile Bestandteil von Präventionsprogrammen der gesetzlichen Krankenversicherungen.

## 2.6  Literaturverzeichnis – Kapitel 2

Bataille, V., & Winnett, A. (2022). *Genetic predispositions and molecular markers in skin cancer: Clinical implications for targeted therapy.* **Journal of Dermatological Science, 106**(2), 145–153. https://doi.org/10.1016/j.jdermsci.2022.01.005

Berwick, M., Buller, D. B., Cust, A., Gallagher, R., Lee, T. K., Meyskens, F., ... & Veierød, M. B. (2021). *Melanoma epidemiology and prevention.* **Cancer Epidemiology, Biomarkers & Prevention, 30**(6), 999–1010. https://doi.org/10.1158/1055-9965.EPI-21-0087

D'Orazio, J., Jarrett, S., Amaro-Ortiz, A., & Scott, T. (2019). *UV radiation and the skin: How to protect against skin cancer?* **Journal of the American Academy of Dermatology, 80**(3), 537–548. https://doi.org/10.1016/j.jaad.2018.06.032

Ferlay, J., Ervik, M., Lam, F., Colombet, M., Mery, L., Piñeros, M., ... & Bray, F. (2024). *Global Cancer Observatory: Cancer Today.* International Agency for Research on Cancer. https://gco.iarc.fr/today

Garbe, C., Keim, U., Gandini, S., Amaral, T., Kaatz, M., & Eigentler, T. (2023). *Epidemiology of cutaneous melanoma and*

*keratinocyte cancers in Europe: Current trends and projections.* **European Journal of Cancer, 182**, 54–68.
https://doi.org/10.1016/j.ejca.2023.01.014

Hemminki, K., Sundquist, J., & Li, X. (2020). *Familial risks of skin cancer: Epidemiological evidence for genetic predisposition.* **British Journal of Cancer, 122**(4), 601–608.
https://doi.org/10.1038/s41416-019-0678-1

Leiter, U., Eigentler, T., & Garbe, C. (2022). *The spectrum of cutaneous malignancies: Classification, risk factors and current management strategies.* **The Lancet Oncology, 23**(3), e92–e103.
https://doi.org/10.1016/S1470-2045(21)00658-3

Narayanan, D. L., Saladi, R. N., & Fox, J. L. (2019). *Ultraviolet radiation and skin cancer: Molecular mechanisms and prevention strategies.* **Journal of Photochemistry and Photobiology B: Biology, 99**(2), 111–119. https://doi.org/10.1016/j.jphotobiol.2019.05.007

Ribas, A., & Wolchok, J. D. (2021). *Cancer immunotherapy using checkpoint blockade: Lessons from melanoma.* **Nature Reviews Clinical Oncology, 18**(1), 25–39.
https://doi.org/10.1038/s41571-020-00412-6

Whiteman, D. C., Green, A. C., & Olsen, C. M. (2020). *The growing burden of invasive melanoma: Projections of incidence rates and numbers of new cases in six susceptible populations through 2031.* **Journal of Investigative Dermatology, 140**(1), 24–30.
https://doi.org/10.1016/j.jid.2019.07.015

# Kapitel 3: Diagnostische Verfahren in der modernen Hautkrebsdiagnostik

## 3.1 Klinische Untersuchungsmethoden

Die klinische Untersuchung bildet den ersten und grundlegenden Schritt in der Diagnostik von Hautkrebs. Sie dient der Erfassung sichtbarer Hautveränderungen sowie der Identifizierung von Risikopatienten durch eine gezielte Anamnese. Eine gründliche klinische Untersuchung sollte den gesamten Integumentbereich erfassen, da Hautkrebs nicht nur in lichtexponierten, sondern auch in weniger beachteten Hautarealen auftreten kann, wie beispielsweise an der Kopfhaut, den Fußsohlen, im Genitalbereich oder unter den Nägeln.

Die Anamnese ist dabei von besonderer Bedeutung. Der behandelnde Arzt sollte gezielt nach familiären Vorbelastungen, der individuellen Sonnenexposition, vorangegangenen Sonnenbränden, dem Gebrauch von Solarien und bekannten Präkanzerosen fragen. Auch die Einnahme immunsuppressiver Medikamente, wie sie nach Organtransplantationen üblich ist, sowie das Vorliegen von genetischen Syndromen mit erhöhter Tumorprädisposition sind von diagnostischer Relevanz.

Zur systematischen Erfassung von verdächtigen Hautläsionen wird in der klinischen Praxis häufig die sogenannte **ABCDE-Regel** angewandt, die eine erste Einordnung verdächtiger Hautveränderungen ermöglicht:

- **A – Asymmetrie**: Maligne Läsionen sind oft unregelmäßig in Form und Struktur.

- **B – Begrenzung**: Unscharfe, unregelmäßige oder verwaschene Ränder sind verdächtig.
- **C – Color (Farbe)**: Mehrfarbigkeit oder ungleichmäßige Farbverteilung sind Warnzeichen.
- **D – Durchmesser**: Läsionen mit einem Durchmesser von mehr als 6 Millimetern bedürfen besonderer Beachtung.
- **E – Evolution**: Veränderungen in Form, Farbe oder Größe über die Zeit deuten auf Malignität hin.

Obwohl die ABCDE-Regel eine wertvolle Orientierungshilfe bietet, ist sie nicht immer zuverlässig, insbesondere bei seltenen Melanom-Subtypen oder amelanotischen Läsionen, die keine typische Pigmentierung aufweisen. Daher sollte jeder neu auftretende oder sich verändernde Hautbefund differenzialdiagnostisch abgeklärt werden.

## 3.2 Bildgebende Verfahren

Die Bildgebung hat in der modernen Hautkrebsdiagnostik eine zentrale Rolle eingenommen. Sie dient nicht nur der genaueren Beurteilung auffälliger Hautveränderungen, sondern auch der Verlaufsbeobachtung und Nachsorge. Moderne bildgebende Verfahren liefern hochauflösende, nicht-invasive Einblicke in die Strukturen der Haut und ermöglichen eine genauere Abgrenzung benigner von malignen Läsionen.

## 3.2.1 Dermatoskopie und Videodermatoskopie

Die Dermatoskopie, auch Auflichtmikroskopie genannt, ist ein seit vielen Jahren etabliertes Verfahren, das eine detaillierte Betrachtung der oberflächlichen Hautstrukturen ermöglicht. Mithilfe eines Dermatoskops lassen sich vaskuläre Strukturen, Pigmentnetze und spezifische Muster erkennen, die mit bloßem Auge nicht sichtbar wären.

Ein bedeutender Fortschritt stellt die **Videodermatoskopie** dar, bei der hochauflösende Bilder digital gespeichert und über längere Zeiträume miteinander verglichen werden können. Dieses Verfahren erlaubt eine objektive Verlaufskontrolle und die frühzeitige Erkennung subtiler Veränderungen, die auf eine maligne Transformation hinweisen können. Besonders bei Risikopatienten mit multiplen dysplastischen Nävi stellt die regelmäßige Videodermatoskopie ein wertvolles Instrument der Früherkennung dar.

## 3.2.2 Konfokale Lasermikroskopie

Die konfokale Lasermikroskopie ist ein hochspezialisiertes diagnostisches Verfahren, das eine zelluläre Auflösung in vivo ermöglicht. Hierbei wird ein fokussierter Laserstrahl auf die Hautoberfläche gerichtet, dessen reflektierte Strahlen computergestützt zu hochauflösenden Schnittbildern verarbeitet werden. Dieses Verfahren erlaubt eine nahezu histologische Beurteilung der Epidermis und oberen Dermis ohne die Notwendigkeit einer invasiven Gewebeentnahme.

Die konfokale Lasermikroskopie wird insbesondere bei der Abklärung unklarer Pigmentläsionen eingesetzt, kann aber auch bei der Diagnostik von Basalzellkarzinomen und aktinischen Keratosen wertvolle Hinweise liefern. Ihr größter Vorteil liegt in der Möglichkeit, verdächtige Läsionen gezielt vor einer Biopsie weiter zu charakterisieren, wodurch unnötige invasive Eingriffe vermieden werden können.

### 3.2.3 Optical Coherence Tomography (OCT)

Die Optical Coherence Tomography ist ein weiteres modernes, nicht-invasives Bildgebungsverfahren, das ähnlich wie die konfokale Lasermikroskopie Schichtbilder der Haut erzeugt. Die OCT arbeitet jedoch mit infrarotem Licht, wodurch tiefere Hautschichten als mit der Lasermikroskopie dargestellt werden können. Die Auflösung ist im Vergleich etwas geringer, dafür eignet sich die OCT hervorragend zur Beurteilung der Tumorausdehnung in der Tiefe, was insbesondere bei der Planung operativer Eingriffe von großem Wert ist.

Die OCT hat sich in der Diagnostik von Basalzellkarzinomen und in der Abgrenzung von Tumorrändern vor chirurgischen Resektionen als äußerst nützlich erwiesen. Auch bei der nicht-invasiven Verlaufskontrolle nach therapeutischen Maßnahmen bietet die OCT wertvolle Informationen über das Ansprechen auf die Therapie.

## 3.3 Biopsietechniken und histopathologische Untersuchungen

Trotz aller Fortschritte in der nicht-invasiven Diagnostik bleibt die histopathologische Untersuchung des entnommenen Gewebes der Goldstandard zur definitiven Diagnosestellung. Verschiedene Biopsietechniken stehen zur Verfügung, deren Auswahl von der Lokalisation, Größe und dem klinischen Verdacht der Hautveränderung abhängt.

Die häufigsten Methoden sind:

- **Exzisionsbiopsie**: Vollständige Entfernung der Läsion, bevorzugt bei kleineren Tumoren oder bei Verdacht auf Melanom.

- **Inzisionsbiopsie**: Teilweise Entnahme der Läsion, sinnvoll bei großen oder schwer zugänglichen Tumoren.

- **Stanzbiopsie**: Gewinnung eines Gewebezylinders mittels spezieller Biopsiestanze, besonders bei flächigen Hautveränderungen.

- **Shave-Biopsie**: Oberflächliche Abtragung der Läsion, insbesondere bei Verdacht auf Basalzellkarzinom oder aktinische Keratose.

Die histopathologische Aufarbeitung erfolgt durch standardisierte Färbungen, meist Hämatoxylin-Eosin, ergänzt durch immunhistochemische Färbungen zur Differenzierung von Tumorarten. Die Analyse molekularer Marker, wie BRAF, NRAS oder c-KIT, gewinnt zunehmend an Bedeutung, da sie direkte therapeutische Konsequenzen haben kann.

## 3.4 Molekulare Diagnostik und genetische Testverfahren

Die molekulare Diagnostik hat in den letzten Jahren einen Paradigmenwechsel in der Onkologie eingeleitet. Auch in der Hautkrebsdiagnostik kommen zunehmend genetische und molekularbiologische Testverfahren zum Einsatz, um die Tumorbiologie besser zu verstehen und die Therapie individuell anzupassen.

Besondere Bedeutung haben Mutationsanalysen des **BRAF-Gens**, insbesondere die V600E-Mutation, die bei über der Hälfte der Melanom-Patienten nachweisbar ist. Das Vorhandensein dieser Mutation hat unmittelbare therapeutische Konsequenzen, da gezielte Inhibitoren wie Vemurafenib oder Dabrafenib zur Verfügung stehen.

Weitere relevante genetische Marker sind Mutationen im **NRAS-Gen**, die mit einer aggressiveren Tumorbiologie assoziiert sind, sowie Veränderungen im **c-KIT-Gen**, das vor allem bei bestimmten Melanom-Subtypen wie dem akrolentiginösen oder mukosalen Melanom eine Rolle spielt.

Moderne Techniken wie die **Next-Generation Sequencing (NGS)** ermöglichen die gleichzeitige Analyse einer Vielzahl von Genen und tragen so zu einer präzisen molekularen Charakterisierung von Tumoren bei. Diese Verfahren werden insbesondere bei fortgeschrittenen oder therapierefraktären Erkrankungen eingesetzt, um weitere therapeutische Optionen zu identifizieren.

## 3.5 Künstliche Intelligenz in der Hautkrebsdiagnose

Die Integration von Künstlicher Intelligenz (KI) in die dermatologische Diagnostik markiert einen der bedeutendsten Fortschritte der letzten Jahre. KI-gestützte Systeme analysieren Bilddaten großer Datenbanken und können mit einer beeindruckenden Genauigkeit maligne von benignen Hautveränderungen unterscheiden. In mehreren Studien wurde gezeigt, dass moderne KI-Algorithmen in der Lage sind, die diagnostische Treffsicherheit erfahrener Dermatologen zu erreichen oder gar zu übertreffen.

Diese Systeme arbeiten auf Basis von Deep-Learning-Algorithmen, die neuronale Netzwerke verwenden, um aus Millionen von Bildbeispielen Muster zu erkennen, die dem menschlichen Auge verborgen bleiben. Die Anwendungen reichen von mobilen Apps zur ersten Risikobewertung durch Patienten selbst bis hin zu komplexen klinischen Entscheidungsunterstützungssystemen, die Dermatologen bei der Auswertung von Dermatoskopie- oder konfokalen Lasermikroskopie-Bildern unterstützen.

Ein wesentlicher Vorteil dieser Technologien liegt in der objektiven und reproduzierbaren Auswertung von Hautläsionen sowie der frühzeitigen Erkennung von Risikopatienten. Künftig wird erwartet, dass KI-Systeme auch in der Analyse molekularer Diagnostikdaten und der Therapieplanung eine wichtige Rolle spielen werden.

# Kapitel 4: Klassische Therapieansätze im Überblick

## 4.1 Chirurgische Therapieoptionen

Die chirurgische Entfernung von Hauttumoren stellt seit Jahrzehnten die primäre und effektivste Therapieform für die meisten Hautkrebserkrankungen dar. Sie ermöglicht nicht nur die vollständige Entfernung des Tumors, sondern gleichzeitig auch die histopathologische Sicherung der Diagnose. Das operative Vorgehen orientiert sich an der Tumorart, dem Tumorstadium, der Lokalisation und den individuellen Voraussetzungen des Patienten. Ziel ist dabei stets die vollständige Tumorentfernung unter Erhaltung einer möglichst guten ästhetischen und funktionellen Integrität des betroffenen Hautareals.

### 4.1.1 Exzisionstechniken

Die Standardmethode der chirurgischen Behandlung ist die **konventionelle Exzision**. Dabei wird der Tumor mit einem ausreichenden Sicherheitsabstand zu gesundem Gewebe entfernt. Die empfohlenen Sicherheitsabstände variieren je nach Tumorart und -stadium. So wird bei Basalzellkarzinomen ein Sicherheitsabstand von 3 bis 5 Millimetern empfohlen, während bei Plattenepithelkarzinomen 5 bis 10 Millimeter erforderlich sein können. Bei malignen Melanomen richtet sich der Sicherheitsabstand nach der Tumordicke gemäß der Breslow-Klassifikation.

Die exakte Planung der Resektionsränder ist entscheidend, um eine lokale Tumorfreiheit zu gewährleisten und gleichzeitig unnötige Gewebeverluste zu vermeiden. Besonders im Gesichtsbereich ist die präoperative Planung unter Berücksichtigung ästhetischer und funktioneller Aspekte von großer Bedeutung. In komplexen Fällen erfolgt die plastisch-rekonstruktive Versorgung unmittelbar im Anschluss an die Tumorentfernung.

### 4.1.2 Mohs-Chirurgie

Die **Mohs-Chirurgie**, benannt nach dem amerikanischen Chirurgen Frederic Mohs, stellt ein spezialisiertes chirurgisches Verfahren dar, das besonders bei rezidivierenden Tumoren und in anatomisch schwierigen Lokalisationen wie dem periorbitalen oder nasalen Bereich angewendet wird.

Bei dieser Methode wird das Tumorgewebe schichtweise unter mikroskopischer Kontrolle entfernt. Nach jeder Resektionsschicht erfolgt eine sofortige histologische Untersuchung des entnommenen Gewebes. So kann der Chirurg sicherstellen, dass alle Tumorränder tumorfrei sind, bevor der Eingriff abgeschlossen wird. Diese Technik ermöglicht eine maximale Schonung des gesunden Gewebes bei gleichzeitig hoher Sicherheit, den Tumor vollständig zu entfernen. Die Mohs-Chirurgie hat sich vor allem beim Basalzellkarzinom und bei hochrisikoreichen Plattenepithelkarzinomen als besonders effektiv erwiesen.

## 4.2 Strahlentherapie

Die **Strahlentherapie** stellt eine weitere etablierte Therapieoption in der Behandlung von Hautkrebs dar. Sie kommt insbesondere dann zum Einsatz, wenn eine chirurgische Therapie aufgrund der Tumorlokalisation, des Allgemeinzustandes des Patienten oder aus ästhetischen Gründen nicht möglich oder nicht gewünscht ist. Auch bei nicht vollständig entfernten Tumoren oder als adjuvante Therapie bei hohem Rezidivrisiko wird die Strahlentherapie eingesetzt.

Moderne strahlentherapeutische Techniken ermöglichen eine hochpräzise Bestrahlung des Tumorareals unter Schonung des umliegenden gesunden Gewebes. Neben der konventionellen **Röntgen- und Elektronenstrahlung** werden zunehmend hochenergetische Verfahren wie die **intensitätsmodulierte Strahlentherapie (IMRT)** oder die **stereotaktische Strahlentherapie** eingesetzt.

Ein besonderer Vorteil der Strahlentherapie liegt in der Möglichkeit, auch inoperable oder lokal fortgeschrittene Tumoren zu kontrollieren und symptomatisch zu lindern. Allerdings sind strahlenbedingte Nebenwirkungen zu berücksichtigen. Diese umfassen akute Hautreaktionen wie Erythem, Ödeme und Hautnekrosen sowie Spätfolgen wie Fibrosen und Pigmentstörungen.

## 4.3 Chemotherapie – Indikationen und Grenzen

Die **Chemotherapie** spielte lange Zeit eine zentrale Rolle in der systemischen Behandlung von fortgeschrittenen

Hautkrebserkrankungen, insbesondere beim metastasierten malignen Melanom und Plattenepithelkarzinom. Mit der Entwicklung neuer zielgerichteter und immunologischer Therapien hat ihre Bedeutung in den letzten Jahren jedoch deutlich abgenommen.

Klassische Zytostatika wie **Dacarbazin**, **Cisplatin** und **5-Fluorouracil** wurden häufig eingesetzt, um die Tumorzellproliferation zu hemmen. Trotz intensiver Forschungsbemühungen blieb der therapeutische Erfolg dieser Substanzen jedoch begrenzt, insbesondere beim malignen Melanom, bei dem die Ansprechrate auf konventionelle Chemotherapie bei weniger als 20 Prozent liegt.

Die systemische Chemotherapie ist heutzutage primär Patienten vorbehalten, bei denen moderne Therapien nicht verfügbar sind oder aufgrund von Kontraindikationen nicht eingesetzt werden können. Auch in der palliativen Versorgung zur Linderung tumorbedingter Beschwerden kann eine Chemotherapie zur Verbesserung der Lebensqualität beitragen.

Die Nebenwirkungen der Chemotherapie, die von Übelkeit, Erbrechen, Haarausfall und Immunsuppression bis zu schwerwiegenden Organfunktionsstörungen reichen, schränken den Einsatz dieser Therapieform weiter ein.

### 4.4 Photodynamische Therapie

Die **Photodynamische Therapie (PDT)** ist eine minimalinvasive Behandlungsmethode, die vor allem bei oberflächlichen Hauttumoren wie aktinischen Keratosen, superfiziellen

Basalzellkarzinomen und bestimmten Formen des Bowen-Karzinoms eingesetzt wird. Dieses Verfahren nutzt die Wechselwirkung zwischen einem photosensibilisierenden Wirkstoff, der selektiv von Tumorzellen aufgenommen wird, und einer spezifischen Lichtquelle, die den Wirkstoff aktiviert.

Der am häufigsten verwendete Photosensibilisator ist **5-Aminolävulinsäure (5-ALA)** oder deren Derivat **Methylaminolävulinat (MAL)**. Nach topischer Applikation reichert sich der Wirkstoff bevorzugt in Tumorzellen an. Durch die nachfolgende Belichtung mit Licht einer bestimmten Wellenlänge kommt es zur Aktivierung des Photosensibilisators und zur Bildung reaktiver Sauerstoffspezies, die die Tumorzellen gezielt zerstören.

Die PDT bietet den Vorteil, dass sie ambulant durchgeführt werden kann, wenig invasiv ist und gute kosmetische Ergebnisse erzielt. Sie ist besonders geeignet für großflächige Präkanzerosen oder multiple Läsionen. Als Nachteile gelten die Notwendigkeit strikter Lichtvermeidung nach der Behandlung und mögliche Schmerzen während des Eingriffs.

## 4.5 Immuntherapie – Erste Erfolge und Grenzen traditioneller Ansätze

Die Immuntherapie hat die Behandlung von Hautkrebs, insbesondere des malignen Melanoms, in den letzten Jahren grundlegend verändert. Erste Ansätze der Immuntherapie reichen jedoch weit zurück und waren lange Zeit nur von begrenztem Erfolg gekrönt. Zu den traditionellen immuntherapeutischen Verfahren gehörte die **Interferon-alpha-**

**Therapie**, die in adjuvanten Therapieschemata zur Reduktion der Rezidivrate beim Melanom eingesetzt wurde. Diese Therapie war jedoch häufig mit erheblichen Nebenwirkungen verbunden und zeigte nur einen begrenzten Überlebensvorteil.

Ein weiterer Ansatz war die Anwendung von **Interleukin-2**, einem Zytokin, das die Aktivierung von T-Lymphozyten fördert. Obwohl bei einigen Patienten spektakuläre Tumorrückbildungen dokumentiert wurden, waren die Ansprechraten insgesamt gering, und die Therapie war mit erheblichen systemischen Nebenwirkungen wie schwerwiegenden kardiovaskulären und pulmonalen Komplikationen verbunden.

Die begrenzten Erfolge dieser frühen immuntherapeutischen Ansätze führten zu intensiven Forschungsanstrengungen, die letztlich zur Entwicklung moderner Immuncheckpoint-Inhibitoren führten, welche die Immunantwort gezielt und kontrolliert aktivieren. Diese neuen Entwicklungen werden in den folgenden Kapiteln eingehend behandelt, da sie den Übergang von den klassischen zu den modernen Therapieansätzen markieren.

## 4.6 Literaturverzeichnis – Kapitel 3-4: Diagnostische Verfahren in der modernen Hautkrebsdiagnostik

Bouwman, W., & Tensen, C. P. (2023). *Advances in dermatoscopic imaging for skin cancer diagnosis: From clinical practice to artificial intelligence integration.* **Journal of the American Academy of Dermatology, 89**(1), 75–84.
https://doi.org/10.1016/j.jaad.2022.09.015

Esteva, A., Kuprel, B., Novoa, R. A., Ko, J., Swetter, S. M., Blau, H. M., & Thrun, S. (2017). *Dermatologist-level classification of skin cancer with deep neural networks.* **Nature, 542**(7639), 115–118. https://doi.org/10.1038/nature21056

Ferris, L. K., Harris, R. J., & Siegel, D. M. (2020). *Confocal laser scanning microscopy and optical coherence tomography: New diagnostic tools for skin cancer detection.* **Dermatologic Clinics, 38**(1), 49–59. https://doi.org/10.1016/j.det.2019.08.008

Geller, A. C., Swetter, S. M., Brooks, K., Demierre, M. F., & Yaroch, A. L. (2019). *Screening, early detection, and trends in melanoma incidence and mortality: The future of skin cancer prevention.* **Journal of Investigative Dermatology, 139**(2), 422–428. https://doi.org/10.1016/j.jid.2018.10.041

Haenssle, H. A., Fink, C., Schneiderbauer, R., Toberer, F., Buhl, T., Blum, A., ... & Reader Study Level-I Group. (2018). *Man against machine: Diagnostic performance of a deep learning convolutional neural network for dermoscopic melanoma recognition in comparison to 58 dermatologists.* **Annals of Oncology, 29**(8), 1836–1842. https://doi.org/10.1093/annonc/mdy166

Marghoob, A. A., & Halpern, A. C. (2022). *Dermatoscopy for skin cancer detection: Clinical evidence and future perspectives.* **The Lancet Oncology, 23**(4), e142–e151. https://doi.org/10.1016/S1470-2045(22)00033-7

Bichakjian, C. K., Olencki, T., Aasi, S. Z., Chen, S. C., Clark, R., Gloster, H. M., ... & Storrs, P. (2018). *Guidelines of care for the management of basal cell carcinoma.* **Journal of the American Academy of Dermatology, 78**(3), 540–559. https://doi.org/10.1016/j.jaad.2017.10.006

Dummer, R., Hauschild, A., Lindenblatt, N., Pentheroudakis, G., & Keilholz, U. (2020). *Cutaneous melanoma: ESMO clinical practice guidelines for diagnosis, treatment, and follow-up.* **Annals of Oncology, 31**(12), 1435–1448. https://doi.org/10.1016/j.annonc.2020.09.009

Leiter, U., Keim, U., & Garbe, C. (2023). *The evolving role of surgery in melanoma treatment: From wide excision to personalized surgical strategies.* **Nature Reviews Clinical Oncology, 20**(3), 133–145. https://doi.org/10.1038/s41571-022-00694-0

Mohan, S. V., Chang, A. L., & Amagai, M. (2019). *Current advances and challenges in the photodynamic therapy for skin cancers.* **Journal of Dermatological Science, 94**(3), 285–293. https://doi.org/10.1016/j.jdermsci.2019.04.010

Ribas, A., & Wolchok, J. D. (2021). *Cancer immunotherapy using checkpoint blockade: Progress and challenges in melanoma.* **Nature Reviews Cancer, 21**(6), 345–361. https://doi.org/10.1038/s41571-021-00534-0

Telfer, N. R., Colver, G. B., & Morton, C. A. (2020). *Guidelines for the management of basal cell carcinoma: Evidence-based strategies for surgical and non-surgical treatment.* **British Journal of Dermatology, 182**(3), 617–628. https://doi.org/10.1111/bjd.18910

## Kapitel 5: Neue medikamentöse Therapieansätze

### 5.1 Immuncheckpoint-Inhibitoren

Die Entwicklung von Immuncheckpoint-Inhibitoren hat die Behandlung des malignen Melanoms und zunehmend auch anderer Hautkrebsformen revolutioniert. Diese neuartigen Medikamente nutzen die Fähigkeit des Immunsystems, Tumorzellen zu erkennen und zu zerstören, indem sie inhibitorische Signale in der Immunantwort gezielt blockieren. Tumorzellen sind in der Lage, Immunzellen durch sogenannte Checkpoint-Moleküle wie **PD-1 (Programmed Death-1)** und **CTLA-4 (Cytotoxic T-Lymphocyte-Associated Protein 4)** zu deaktivieren. Durch die Blockade dieser Immun-Checkpoints wird die körpereigene Abwehrreaktion gegen Tumorzellen reaktiviert.

#### 5.1.1 PD-1- und PD-L1-Inhibitoren

PD-1 ist ein inhibitorischer Rezeptor auf der Oberfläche von T-Zellen, der bei Aktivierung die zytotoxische Wirkung dieser Immunzellen gegen Tumorzellen unterdrückt. Viele Tumorzellen exprimieren den Liganden **PD-L1**, der an den PD-1-Rezeptor bindet und so die Immunantwort gezielt abschwächt. PD-1- und PD-L1-Inhibitoren verhindern diese Bindung und reaktivieren die Immunabwehr.

Zu den wichtigsten PD-1-Inhibitoren gehören **Nivolumab** und **Pembrolizumab**, während **Atezolizumab, Avelumab** und **Durvalumab** als PD-L1-Inhibitoren zugelassen sind.

Studien wie **KEYNOTE-006** und **CheckMate-067** konnten eindrucksvoll zeigen, dass der Einsatz dieser Substanzen das Gesamtüberleben bei Patienten mit metastasiertem malignen Melanom signifikant verbessert.

Diese Therapie wird mittlerweile nicht nur bei Melanomen, sondern auch bei anderen Hautkrebsarten wie dem Merkelzellkarzinom oder dem kutanen Plattenepithelkarzinom eingesetzt. Der Einsatz erfolgt häufig in fortgeschrittenen oder metastasierten Stadien, zeigt jedoch auch vielversprechende Ergebnisse im adjuvanten Setting.

### 5.1.2 CTLA-4-Inhibitoren

CTLA-4 ist ein weiterer Immuncheckpoint, der früh in der Immunantwort die Aktivierung von T-Zellen hemmt. Der monoklonale Antikörper **Ipilimumab** war der erste zugelassene CTLA-4-Inhibitor und markierte einen Meilenstein in der Immunonkologie.

Durch die Blockade von CTLA-4 wird die Aktivierung und Proliferation von T-Zellen in den Lymphknoten gefördert, was eine verstärkte Immunantwort gegen Tumorzellen zur Folge hat. Die Kombinationstherapie von CTLA-4- und PD-1-Inhibitoren hat sich in mehreren klinischen Studien als besonders wirksam erwiesen, obwohl sie mit einem erhöhten Risiko immunvermittelter Nebenwirkungen verbunden ist.

Kombinationen wie **Ipilimumab plus Nivolumab** werden heute als Standardtherapie für bestimmte Hochrisikopatienten mit metastasiertem Melanom angesehen.

## 5.2 Zielgerichtete Therapien (Targeted Therapies)

Zielgerichtete Therapien haben die Behandlung von Hautkrebs weiter individualisiert. Diese Medikamente richten sich spezifisch gegen molekulare Veränderungen in Tumorzellen, die für das Tumorwachstum verantwortlich sind. Diese personalisierten Therapien basieren auf dem Nachweis spezifischer Mutationen im Tumorgewebe.

### 5.2.1 BRAF- und MEK-Inhibitoren

Die Entdeckung von **BRAF-Mutationen**, insbesondere der **V600E-Mutation**, bei etwa 50 Prozent der malignen Melanome hat die Entwicklung zielgerichteter Inhibitoren ermöglicht. Diese Mutationen führen zu einer konstitutiven Aktivierung des MAPK-Signalweges, der das Zellwachstum und die Proliferation fördert.

Die ersten zugelassenen BRAF-Inhibitoren waren **Vemurafenib** und **Dabrafenib**, die rasch signifikante klinische Erfolge zeigten. Allerdings stellte sich heraus, dass die Monotherapie häufig zu einer raschen Resistenzentwicklung führte. Die Kombination mit **MEK-Inhibitoren** wie **Trametinib** oder **Cobimetinib**, die einen nachgelagerten Schritt im gleichen Signalweg blockieren, hat diese Problematik deutlich verbessert.

Die Kombinationstherapie führt nicht nur zu höheren Ansprechraten, sondern auch zu einer Verlängerung der progressionsfreien und der Gesamtüberlebenszeit. Sie wird heute als Standardtherapie bei BRAF-mutierten Melanomen eingesetzt.

## 5.2.2 KIT- und NRAS-Inhibitoren

Neben BRAF-Mutationen spielen auch Mutationen im **c-KIT-Gen** und im **NRAS-Gen** eine wichtige Rolle in der Tumorbiologie bestimmter Melanom-Subtypen. c-KIT-Mutationen sind häufig bei mukosalen, akrolentiginösen und chronisch lichtgeschädigten Melanomen zu finden.

Die Hemmung der c-KIT-Tyrosinkinase durch Substanzen wie **Imatinib** oder **Nilotinib** hat bei Patienten mit diesen Mutationen zu teils eindrucksvollen Therapieerfolgen geführt, wenngleich diese Therapien noch keinen festen Platz in der Standardtherapie einnehmen und meist nur im Rahmen klinischer Studien angeboten werden.

NRAS-Mutationen stellen eine besondere Herausforderung dar, da derzeit noch keine zugelassenen spezifischen Inhibitoren zur Verfügung stehen. Intensive Forschungsanstrengungen zur Entwicklung von direkten NRAS-Inhibitoren oder zur Blockade nachgelagerter Signalwege laufen jedoch mit Hochdruck.

## 5.3 Neoantigen-basierte Therapien

Die personalisierte Krebsimmuntherapie hat mit der Entwicklung von **Neoantigen-basierten Therapien** einen weiteren innovativen Ansatz hervorgebracht. Neoantigene sind tumorspezifische Antigene, die durch Mutationen im Tumorgewebe entstehen und vom Immunsystem als fremd erkannt werden.

Durch die Identifikation individueller Neoantigene im Tumor eines Patienten können maßgeschneiderte Vakzine oder T-Zell-Therapien entwickelt werden, die gezielt auf diese Antigene abzielen. Diese hochindividualisierten Therapien befinden sich derzeit noch überwiegend im klinischen Studienstadium, zeigen jedoch vielversprechende Ergebnisse, insbesondere bei Patienten, die auf konventionelle Immuntherapien nicht mehr ansprechen.

Technologien wie **Next-Generation Sequencing** und bioinformatische Algorithmen ermöglichen es, potenzielle Neoantigene aus Tumorproben zu identifizieren und daraus personalisierte Impfstoffe zu entwickeln. Erste Studien zeigen, dass solche personalisierten Vakzine die Immunantwort signifikant verstärken und zu langanhaltenden Tumorkontrollen führen können.

### 5.4  mRNA-basierte Therapeutika

Die Erfolge der mRNA-Technologie im Bereich der Impfstoffe gegen COVID-19 haben neue Perspektiven für die Krebstherapie eröffnet. mRNA-basierte Therapeutika ermöglichen die gezielte Induktion einer Immunantwort gegen spezifische Tumorantigene.

Im Bereich des Hautkrebses werden aktuell mRNA-Impfstoffe entwickelt, die den Körper anregen, eigene Antikörper und zytotoxische T-Zellen gegen bestimmte Tumorantigene zu produzieren. Ein wesentlicher Vorteil der mRNA-Technologie ist die schnelle und flexible Herstellung personalisierter

Vakzine, die exakt auf die genetischen Merkmale eines Tumors abgestimmt sind.

Die Firma BioNTech und andere internationale Forschungsinstitute arbeiten intensiv an der klinischen Entwicklung solcher Impfstoffe gegen das maligne Melanom. Erste Phase-I- und Phase-II-Studien zeigen, dass mRNA-Impfstoffe eine starke Immunantwort auslösen können und ein günstiges Sicherheitsprofil aufweisen. Derzeit laufen mehrere randomisierte kontrollierte Studien, um den Einsatz dieser Impfstoffe auch in der adjuvanten und metastasierten Therapiesituation zu etablieren.

## 5.5 Epigenetische Therapieansätze

Epigenetische Veränderungen spielen eine zunehmend anerkannte Rolle in der Entstehung und Progression von Hautkrebs. Anders als genetische Mutationen betreffen epigenetische Veränderungen die reversible Modifikation der Genexpression ohne Veränderung der DNA-Sequenz. Dazu gehören unter anderem **DNA-Methylierungen**, **Histonmodifikationen** und die Regulation durch **nicht-kodierende RNAs**.

Die therapeutische Beeinflussung dieser Prozesse erfolgt durch sogenannte **epigenetische Modulatoren**. Dazu zählen **Histondeacetylase-Inhibitoren (HDAC-Inhibitoren)** wie **Vorinostat** und **Romidepsin**, die bereits bei bestimmten hämatologischen Krebserkrankungen zugelassen sind und aktuell für solide Tumoren, einschließlich Hautkrebs, untersucht werden.

Der große Vorteil epigenetischer Therapien liegt in ihrer Fähigkeit, die Sensitivität von Tumorzellen gegenüber anderen Therapien zu erhöhen. In Kombination mit Immuncheckpoint-Inhibitoren oder Chemotherapeutika kann die Tumorantwort erheblich verbessert werden. Die reversiblen Eigenschaften epigenetischer Veränderungen machen sie zudem zu einem vielversprechenden Ziel für innovative therapeutische Strategien, auch im Hinblick auf die Überwindung von Therapieresistenzen.

## 5.6 Literaturverzeichnis – Kapitel 5: Neue medikamentöse Therapieansätze

Atkins, M. B., & Larkin, J. (2021). *Immunotherapy combination strategies in metastatic melanoma: Current status and future directions.* **Journal of Clinical Oncology, 39**(6), 599–610.
https://doi.org/10.1200/JCO.20.01977

Blankenstein, T., Coulie, P. G., Gilboa, E., & Jaffee, E. M. (2019). *Cancer immunotherapy: Historical perspective and future outlook.* **Nature Immunology, 20**(3), 305–310.
https://doi.org/10.1038/s41590-019-0344-y

Hodi, F. S., Chesney, J., Pavlick, A. C., Robert, C., Grossmann, K., McDermott, D. F., ... & Wolchok, J. D. (2021). *Long-term survival of advanced melanoma patients treated with nivolumab plus ipilimumab combination therapy: A pooled analysis.* **The Lancet Oncology, 22**(10), 1443–1453.
https://doi.org/10.1016/S1470-2045(21)00344-8

Ott, P. A., Hu, Z., Keskin, D. B., Shukla, S. A., Sun, J., Bozym, D. J., ... & Wu, C. J. (2019). *An immunogenic personal neoantigen vaccine for patients with melanoma.* **Nature, 547**(7662), 217–221. https://doi.org/10.1038/nature22991

Ribas, A., & Wolchok, J. D. (2021). *Checkpoint blockade cancer immunotherapy: Progress, challenges, and future directions.* **Nature Reviews Cancer, 21**(5), 313–332. https://doi.org/10.1038/s41571-021-00495-4

Robert, C., Schachter, J., Long, G. V., Arance, A., Grob, J. J., Mortier, L., ... & Larkin, J. (2019). *Pembrolizumab versus ipilimumab in advanced melanoma: Final overall survival results of a multicenter randomized controlled phase 3 study (KEYNOTE-006).* **The New England Journal of Medicine, 372**(26), 2521–2532. https://doi.org/10.1056/NEJMoa1503093

Sahin, U., Oehm, P., Derhovanessian, E., Jabulowsky, R. A., Vormehr, M., Gold, M., ... & Türeci, Ö. (2023). *mRNA-based individualized therapeutic cancer vaccines: Recent advances and clinical potential.* **Nature Reviews Drug Discovery, 22**(3), 195–213. https://doi.org/10.1038/s41573-022-00524-1

Spagnolo, F., Boutros, A., Queirolo, P., & McArthur, G. (2020). *Targeted therapies for advanced melanoma: Mechanisms of resistance and strategies for overcoming them.* **Cancers, 12**(9), 2360. https://doi.org/10.3390/cancers12092360

Topalian, S. L., Taube, J. M., Anders, R. A., & Pardoll, D. M. (2020). *Mechanism-driven biomarkers to guide immune checkpoint blockade in cancer therapy.* **Nature Reviews Cancer, 20**(5), 275–290. https://doi.org/10.1038/s41571-020-0322-0

Zhang, J., Dominguez, D., Chen, S., Fan, J., Qin, L., Zhao, Y., & Zhang, B. (2022). *Epigenetic modulation of the immune microenvironment in cancer: Therapeutic implications for immunotherapy resistance.* **Nature Immunology, 23**(5), 660–670. https://doi.org/10.1038/s41590-022-01148-y

# Kapitel 6: Fortschritte in der Immuntherapie

## 6.1 Grundlagen der Tumorimmunologie

Die **Tumorimmunologie** ist ein interdisziplinäres Forschungsgebiet, das sich mit den komplexen Wechselwirkungen zwischen dem menschlichen Immunsystem und malignen (bösartigen) Tumorzellen befasst. Diese Interaktionen sind von zentraler Bedeutung sowohl für die Entstehung und das Fortschreiten von Krebserkrankungen als auch für die Entwicklung und Anwendung innovativer Therapieansätze. Das Immunsystem kann dabei eine **doppelte Rolle** einnehmen: Einerseits wirkt es schützend, indem es entartete Zellen erkennt und eliminiert (tumorschützende Funktion), andererseits kann es – unter bestimmten Bedingungen – das Tumorwachstum begünstigen (tumorfördernde Funktion). Dieses ambivalente Verhalten wird im Rahmen der sogenannten **Immunoediting-Hypothese** beschrieben, einem modernen Konzept, das die dynamischen Phasen der Tumor-Immunsystem-Interaktion in drei aufeinanderfolgende Stadien unterteilt: **Elimination, Equilibrium und Escape**.

### 6.6.1. Eliminationsphase

In dieser ersten Phase gelingt es dem Immunsystem, entartete und potenziell maligne Zellen frühzeitig zu erkennen und effizient zu zerstören, noch bevor sie klinisch nachweisbar sind. Dieser Prozess wird auch als „immunologische Tumorüberwachung" bezeichnet. Beteiligt sind hier vor allem zytotoxische T-Lymphozyten (CD8+ T-Zellen), natürliche

Killerzellen (NK-Zellen), dendritische Zellen sowie verschiedene Zytokine und Interferone, die eine antitumorale Immunantwort koordinieren. Ziel dieser Phase ist die vollständige Elimination von Tumorzellen, um die Entstehung eines manifesten Tumors zu verhindern.

### 6.1.2. Equilibrium-Phase

Wenn es dem Immunsystem nicht vollständig gelingt, alle Tumorzellen zu eliminieren, geht der Prozess in die sogenannte Gleichgewichtsphase über. In dieser Phase besteht ein dynamisches Gleichgewicht zwischen dem Immunsystem und den verbleibenden Tumorzellen. Obwohl die Immunantwort das Tumorwachstum in Schach hält und eine unkontrollierte Proliferation verhindert, ist die vollständige Zerstörung der Tumorzellen nicht möglich. Diese Phase kann über Jahre oder sogar Jahrzehnte andauern, wobei Tumorzellen in einem Zustand der Latenz verharren und klinisch unauffällig bleiben. Währenddessen können jedoch Mutationen in den Tumorzellen auftreten, die deren Fähigkeit zur Immunflucht weiter fördern.

### 6.1.3. Escape-Phase

In der letzten Phase gelingt es den Tumorzellen, der Kontrolle durch das Immunsystem vollständig zu entkommen. Dies erfolgt über verschiedene **Immunescape-Mechanismen**, die eine effektive Immunantwort unterdrücken oder umgehen. Zu den wichtigsten Mechanismen gehören:

- **Herunterregulation tumorassoziierter Antigene**, wodurch Tumorzellen weniger gut vom Immunsystem erkannt werden.

- **Sekretion immunsuppressiver Zytokine** wie TGF-β und IL-10, die die Aktivität von Immunzellen hemmen.

- **Expression von Immun-Checkpoint-Molekülen**, wie beispielsweise PD-L1 (Programmed Death-Ligand 1), welches die Aktivität von T-Zellen durch Bindung an den Rezeptor PD-1 auf deren Oberfläche hemmt. Dadurch werden zytotoxische T-Zellen in ihrer Funktion blockiert, was den Tumorzellen ein ungehindertes Wachstum ermöglicht.

Ein zentrales Element der antitumoralen Immunabwehr ist die Aktivierung von **zytotoxischen T-Zellen (CD8+ T-Zellen)**. Diese spezialisierten Immunzellen sind in der Lage, Tumorzellen gezielt zu erkennen und zu zerstören. Dabei spielen **Tumorantigene**, die entweder tumorspezifisch oder tumorassoziiert sein können, eine entscheidende Rolle. Diese Antigene werden den T-Zellen über den **Major Histocompatibility Complex (MHC)** auf der Oberfläche antigenpräsentierender Zellen (APCs), insbesondere dendritischer Zellen, präsentiert.

Neben den T-Zellen sind auch **natürliche Killerzellen (NK-Zellen)** von großer Bedeutung. Im Gegensatz zu T-Zellen erkennen NK-Zellen abnormale Zellen unabhängig von MHC-Präsentation und können Tumorzellen direkt abtöten. Zudem sind **Makrophagen** beteiligt, die durch ihre Phagozytose-

Funktion entartete Zellen beseitigen und durch die Produktion von entzündungsfördernden oder -hemmenden Mediatoren die Tumorumgebung beeinflussen.

## 6.2 CAR-T-Zelltherapie bei Hautkrebs

Die **CAR-T-Zelltherapie (Chimeric Antigen Receptor T-Cell Therapy)** hat sich in den letzten Jahren zu einem der innovativsten und vielversprechendsten Ansätze der **personalisierten Krebsimmuntherapie** entwickelt. Diese Form der Zelltherapie basiert auf der genetischen Modifikation körpereigener T-Lymphozyten, die dadurch in die Lage versetzt werden, Tumorzellen gezielt und hochspezifisch zu erkennen und zu eliminieren. Insbesondere bei **hämatologischen Malignomen** wie der **akuten lymphatischen Leukämie (ALL)**, dem **diffusen großzelligen B-Zell-Lymphom (DLBCL)** und anderen B-Zell-Lymphomen konnte die CAR-T-Zelltherapie bereits beachtliche klinische Erfolge erzielen. Die Zulassung mehrerer CAR-T-Produkte durch internationale Arzneimittelbehörden (wie die FDA und EMA) unterstreicht die klinische Relevanz dieses Ansatzes.

In den letzten Jahren rückt die CAR-T-Zelltherapie zunehmend auch in den Fokus der Behandlung von **soliden Tumoren**, einschließlich verschiedener Formen von **Hautkrebs**, insbesondere dem **malignen Melanom**, einer der aggressivsten und therapieresistentesten Hautkrebsarten.

## 6.2.1 Funktionsweise der CAR-T-Zelltherapie

Bei der CAR-T-Zelltherapie werden T-Zellen des Patienten zunächst in einem aufwändigen Verfahren aus dem peripheren Blut entnommen. Anschließend erfolgt im Labor eine **genetische Modifikation dieser Zellen**, meist mittels viraler Vektoren (z. B. lentivirale oder retrovirale Vektoren), um den T-Zellen ein künstlich konstruiertes Gen zu übertragen. Dieses Gen kodiert für den **chimären Antigenrezeptor (CAR)**, der aus mehreren funktionellen Komponenten besteht:

- **Extrazelluläre Antigenbindungsdomäne**, häufig basierend auf einem Einzelketten-Antikörperfragment (scFv), das spezifisch an ein Tumorantigen bindet.

- **Transmembranregion**, die den Rezeptor stabil in der Zellmembran verankert.

- **Intrazelluläre Signaldomänen**, die zur Aktivierung der T-Zellen führen, häufig kombiniert aus CD3ζ und Co-Stimulatorischen Signalen wie CD28 oder 4-1BB (zweite oder dritte Generation von CARs).

Durch diesen künstlichen Rezeptor sind CAR-T-Zellen in der Lage, Tumorzellen **unabhängig von der MHC-Präsentation** zu erkennen und direkt zu zerstören – ein entscheidender Vorteil, da viele Tumoren die MHC-Expression gezielt herabregulieren, um der Immunerkennung zu entgehen.

## 6.2.2 CAR-T-Zelltherapie bei Hautkrebs

Die Anwendung der CAR-T-Zelltherapie bei Hautkrebs, insbesondere beim malignen Melanom, befindet sich aktuell noch überwiegend im **klinischen Erprobungsstadium**. Ein zentrales Forschungsziel ist die **Identifikation geeigneter Tumorantigene**, die sowohl eine hohe tumorspezifische Expression als auch eine geringe Expression auf gesundem Gewebe aufweisen, um **Off-Target-Effekte** und damit verbundene Nebenwirkungen zu minimieren.

Zu den derzeit untersuchten Zielantigenen zählen unter anderem:

- **MART-1 (Melanoma Antigen Recognized by T-cells 1)**: Ein häufig im malignen Melanom exprimiertes Differenzierungsantigen.

- **gp100**: Ein weiteres Melanom-assoziiertes Differenzierungsantigen mit potenzieller Relevanz für die Immuntherapie.

- **NY-ESO-1**: Ein sogenanntes Krebs-Testis-Antigen, das typischerweise in Keimzellen und verschiedenen Tumoren, einschließlich Melanomen, exprimiert wird.

Obwohl diese Antigene interessante Zielstrukturen darstellen, besteht die Herausforderung darin, dass sie zum Teil auch in normalem Gewebe in geringer Konzentration exprimiert werden, was das Risiko schwerwiegender Nebenwirkungen birgt.

## 6.2.3 Herausforderungen und Limitationen

Trotz des enormen Potenzials gibt es bei der Anwendung der CAR-T-Zelltherapie im Bereich der soliden Tumoren und insbesondere bei Hautkrebs noch eine Reihe signifikanter Herausforderungen zu bewältigen. Eine der zentralen Problematiken ist die heterogene Antigenexpression. Tumorzellen innerhalb eines einzelnen Tumors oder zwischen verschiedenen Metastasen können unterschiedliche Antigenprofile aufweisen. Diese intratumorale und intertumorale Heterogenität erschwert die gezielte Erkennung und vollständige Elimination aller Tumorzellen, da CAR-T-Zellen in der Regel auf ein spezifisches Antigen ausgerichtet sind.

Ein weiterer wesentlicher limitierender Faktor ist das immunhemmende Tumormikromilieu (Tumor Microenvironment, TME). Dieses ist bei soliden Tumoren durch die Präsenz zahlreicher immunsuppressiver Faktoren wie TGF-β und IL-10 sowie immunsuppressiver Zellen, darunter regulatorische T-Zellen (Tregs) und myeloide suppressorische Zellen, charakterisiert. Zusätzlich behindern physikalische Barrieren wie eine dichte extrazelluläre Matrix und eine schlechte Vaskularisierung die Infiltration der CAR-T-Zellen in das Tumorgewebe, wodurch deren Wirksamkeit weiter eingeschränkt wird.

Neben diesen biologischen Herausforderungen stellen auch die teils schwerwiegenden Nebenwirkungen und Toxizitäten eine erhebliche Hürde dar. Das Cytokine Release Syndrome (CRS) zählt zu den gravierendsten akuten Komplikationen der CAR-T-Zelltherapie. Es ist gekennzeichnet durch eine massive Freisetzung proinflammatorischer Zytokine, die zu Fieber, Kreislaufversagen und im schlimmsten Fall zu einem

Multiorganversagen führen können. Ebenfalls häufig treten neurotoxische Komplikationen auf, die unter dem Begriff I-CANS (Immune effector Cell-Associated Neurotoxicity Syndrome) zusammengefasst werden. Diese können schwere neurologische Symptome hervorrufen und im Extremfall bis hin zum Koma führen.

Eine weitere große Herausforderung stellt das Auftreten von Tumorfluchtmechanismen dar, insbesondere in Form von sogenannten Antigen-Loss-Varianten. Tumorzellen sind in der Lage, das für die CAR-T-Zell-Erkennung relevante Zielantigen gezielt zu verlieren oder dessen Expression stark zu reduzieren. Durch diesen Antigenverlust entziehen sich die Tumorzellen der Immunüberwachung und entkommen somit der gezielten Zerstörung durch die CAR-T-Zellen, was die langfristige Wirksamkeit der Therapie erheblich beeinträchtigt.

### 6.2.4 Studienlage

Die Studien zur CAR-T-Zelltherapie bei Hautkrebs und anderen soliden Tumoren werden von einer Vielzahl unterschiedlicher Akteure durchgeführt, die jeweils spezifische Interessen und Ressourcen in die Forschung einbringen. Diese lassen sich in vier Hauptgruppen unterteilen:

*1. Akademische und Universitäre Forschungszentren*

Hochschulen und medizinische Forschungsinstitute spielen eine führende Rolle in der Grundlagenforschung und bei frühen klinischen Studien (Phase I/II). Diese Institutionen sind oft die ersten, die neue Zielantigene identifizieren und innovative CAR-Designs im präklinischen Modell testen.

Beispiele:

- **National Cancer Institute (NCI, USA):** Führend in der Entwicklung von T-Zell-basierten Immuntherapien und Durchführung vieler First-in-Human-Studien.

- **Memorial Sloan Kettering Cancer Center (USA):** Hat eine eigene CAR-T-Entwicklungsplattform und forscht intensiv an soliden Tumoren.

- **Universitätsklinikum Heidelberg (Deutschland):** Beteiligt an Studien zur genetischen Modifikation von T-Zellen und Immuntherapien bei soliden Tumoren, einschließlich Hautkrebs.

- **Charité Universitätsmedizin Berlin:** Führt klinische Studien zu innovativen immuntherapeutischen Ansätzen durch, darunter auch zur Kombination von CAR-T-Zellen und Checkpoint-Inhibitoren.

*2. Pharma- und Biotechnologieunternehmen*

Große Pharmaunternehmen und spezialisierte Biotech-Firmen treiben die klinische Entwicklung und Kommerzialisierung voran. Sie verfügen über die finanziellen Ressourcen, um groß angelegte multizentrische Studien und die komplexe Produktion von CAR-T-Zellprodukten gemäß den hohen regulatorischen Anforderungen (GMP-Standards) durchzuführen.

Beispiele:

- **Novartis**: Pionier bei der CAR-T-Zelltherapie mit dem ersten zugelassenen Produkt **Kymriah®**, forscht auch an der Erweiterung der Indikationen auf solide Tumoren.

- **Gilead Sciences (über Kite Pharma)**: Führt groß angelegte Studien zu CAR-T-Zellen durch, auch im Bereich der soliden Tumoren.

- **Adaptimmune**: Fokussiert auf T-Zell-Rezeptor- und CAR-T-Ansätze bei soliden Tumoren, insbesondere unter Einsatz von NY-ESO-1-spezifischen T-Zellen.

- **Poseida Therapeutics**: Entwickelt next-generation CAR-T-Zellen, die für eine verbesserte Persistenz und geringere Toxizität bei soliden Tumoren ausgelegt sind.

*3. Internationale Forschungskooperationen und Netzwerke*

Viele Studien werden in Zusammenarbeit zwischen akademischen Zentren, Unternehmen und staatlichen Institutionen durchgeführt. Diese Netzwerke bündeln Wissen, finanzielle Mittel und technologische Ressourcen, um die Translation von der präklinischen Forschung in die klinische Anwendung zu beschleunigen.

Beispiele:

- **Parker Institute for Cancer Immunotherapy (USA)**: Ein Zusammenschluss führender Krebsforschungszentren, der gezielt die Entwicklung und klinische Erprobung immuntherapeutischer Ansätze fördert.

- **Cancer Research UK**: Unterstützt gezielt klinische Studien zur Immuntherapie in Europa, auch im Bereich CAR-T-Zelltherapien für solide Tumoren.

- **European Organization for Research and Treatment of Cancer (EORTC)**: Koordiniert multinationale Studien zur Krebsimmuntherapie.

*4. Staatliche Förderorganisationen und Regulierungsbehörden*

Staatliche Institutionen wie die **US-amerikanische National Institutes of Health (NIH)**, die **Deutsche Krebshilfe** oder der **Europäische Forschungsrat (ERC)** fördern gezielt innovative Studien zur CAR-T-Zelltherapie. Sie stellen Fördermittel für die präklinische Forschung, frühe klinische Studien und die Infrastruktur für komplexe Zelltherapiezentren bereit.

Darüber hinaus spielen **Regulierungsbehörden** wie die **FDA (USA)** und die **EMA (EU)** eine wichtige Rolle bei der Genehmigung von Studienprotokollen, der Überwachung der Patientensicherheit und der Zulassung neuer CAR-T-Zelltherapien.

Die Entwicklung der CAR-T-Zelltherapie bei Hautkrebs ist ein interdisziplinäres und internationales Unterfangen, das nur durch die enge Zusammenarbeit von akademischen Einrichtungen, Industrie, internationalen Forschungsnetzwerken und staatlichen Förderern möglich ist. Während akademische Zentren meist die Grundlagenforschung und frühe Proof-of-Concept-Studien übernehmen, treiben Pharma- und Biotech-Unternehmen die groß angelegten, zulassungsrelevanten Studien voran. Internationale Konsortien sorgen dafür, dass Wissen effizient geteilt wird und klinische Fortschritte schneller umgesetzt werden können.

### 6.2.5 Tabellarische Übersicht der klinischen Studien

*1. Aktuelle Klinische Studien zur CAR-T-Zelltherapie bei Hautkrebs und soliden Tumoren:*

| Studien-ID Name | / Zielantigen(e) | Tumorentität | Phase | Verantwortliche Institution Sponsor | / Status |
|---|---|---|---|---|---|
| NCT00902044 | MART-1 | Malignes Melanom | Phase I | National Cancer Institute (NCI, USA) | Abgeschlossen (Sicherheit untersucht) |
| NCT02366546 | NY-ESO-1 | Malignes Melanom | Phase I/II | Adaptimmune / Memorial Sloan Kettering (USA) | Laufend |

| Studien-ID / Name | Zielantigen(e) | Tumorentität | Phase | Verantwortliche Institution / Sponsor | Status |
|---|---|---|---|---|---|
| NCT03638206 | NY-ESO-1 + Anti-PD-1 | Malignes Melanom | Phase I/II | Adaptimmune, University of Texas MD Anderson Cancer Center | Laufend |
| NCT03726515 | gp100 | Malignes Melanom | Phase I | Fred Hutchinson Cancer Center (USA) | Laufend (lokale CAR-T-Applikation) |
| NCT04588600 | Tyrosinase + MART-1 | Malignes Melanom | Präklinisch/early Phase I | Tsinghua University / China | Rekrutierung |
| NCT04438083 | Multi-Target CAR (MART-1, gp100, NY-ESO-1) | Malignes Melanom | Phase I | Shanghai GeneChem Co., Ltd. (China) | Laufend |
| NCT05180420 | Claudin 18.2 | Solide Tumoren (inkl. Hautkrebs) | Phase I | CARsgen Therapeutics (China) | Laufend |
| NCT04153799 | MAGE-A4 / NY-ESO-1 | Solide Tumoren | Phase I/II | GSK (GlaxoSmithKline) | Laufend |

## 2. Erläuterungen zur Tabelle

- **Studien-ID / Name**: Offizielle Registrierungsnummer bei clinicaltrials.gov oder nationalen Registern.
- **Zielantigen(e)**: Die Antigene, gegen die die CAR-T-Zellen gerichtet sind.
- **Tumorentität**: Die Tumorarten, auf die sich die Studie fokussiert.
- **Phase**: Entwicklungsstadium der Studie (Phase I = Sicherheit; Phase II = Wirksamkeit; Phase III = Vergleich mit Standardtherapie).
- **Verantwortliche Institution / Sponsor**: Der Hauptträger der Studie, entweder eine akademische Einrichtung oder ein Pharma-/Biotech-Unternehmen.
- **Status**: Gibt an, ob die Studie aktiv, abgeschlossen oder noch in der Rekrutierungsphase ist.

### 6.2.6 Perspektiven und Zukunftsaussichten

Trotz dieser Limitationen wird die CAR-T-Zelltherapie weiterhin als ein vielversprechender Hoffnungsträger in der Behandlung von **therapierefraktären Hautkrebserkrankungen** betrachtet. Derzeit laufende klinische Studien untersuchen verschiedene Strategien, um die Wirksamkeit der Therapie zu verbessern, darunter:

- **Multispezifische CARs**, die mehrere Antigene gleichzeitig erkennen, um der Antigenheterogenität entgegenzuwirken.

- **Armored CAR-T-Zellen**, die zusätzliche Gene für Zytokine oder kostimulatorische Moleküle exprimieren, um die Überlebensfähigkeit und Effektivität der T-Zellen im Tumormikromilieu zu erhöhen.

- **Lokale oder regionale Verabreichung von CAR-T-Zellen**, um die Anreicherung im Tumorgewebe zu fördern und systemische Nebenwirkungen zu reduzieren.

- Kombinationstherapien mit **Checkpoint-Inhibitoren** oder **onkolytischen Viren**, um das Tumormikromilieu zu modifizieren und die CAR-T-Zellaktivität zu verstärken.

Insgesamt zeigt sich, dass die CAR-T-Zelltherapie, trotz bestehender Herausforderungen, ein enormes Potenzial besitzt, die Behandlung von Hautkrebs – insbesondere von fortgeschrittenen und therapieresistenten Formen – nachhaltig zu verändern. Mit dem Fortschreiten der klinischen Forschung und der Weiterentwicklung der CAR-Technologie könnten zukünftig effektive und zugleich sichere Therapieoptionen für Patienten mit malignem Melanom und anderen Hautkrebsarten verfügbar werden.

## 6.3 Tumorvakzine – Konzepte und klinische Ergebnisse

Die **Entwicklung von Tumorvakzinen** stellt einen weiteren innovativen und vielversprechenden Ansatz der modernen **Krebsimmuntherapie** dar. Im Gegensatz zu prophylaktischen Impfstoffen, die vor Infektionskrankheiten schützen sollen, dienen Tumorvakzine als **therapeutische Impfstoffe**, deren Ziel es ist, das Immunsystem gezielt gegen bereits bestehende Tumoren zu mobilisieren. Sie sollen eine spezifische und langanhaltende Immunantwort gegen Tumorzellen induzieren, um das Fortschreiten der Erkrankung zu verhindern, Rückfälle zu reduzieren und die Tumorkontrolle zu verbessern.

Der zentrale Wirkmechanismus beruht darauf, das Immunsystem für spezifische **Tumorantigene** zu sensibilisieren, sodass eine gezielte Aktivierung von **zytotoxischen T-Zellen (CD8+)** und **Helfer-T-Zellen (CD4+)** erfolgt. Dadurch werden Tumorzellen, die diese Antigene exprimieren, vom Immunsystem effizient erkannt und zerstört.

### 6.3.1 Kategorien von Tumorvakzinen

*Peptidbasierte Vakzine*

Diese Impfstoffe enthalten synthetisch hergestellte kurze Peptide, die spezifische Tumorantigene repräsentieren. Sie werden dem Patienten verabreicht, um eine Antigen-spezifische T-Zell-Antwort auszulösen. Peptidvakzine sind kostengünstig herzustellen und gut standardisierbar. Ihre

Effektivität ist jedoch oft durch die Notwendigkeit einer passenden MHC-Präsentation und die relativ geringe Immunogenität limitiert. Adjuvantien werden daher häufig eingesetzt, um die Immunantwort zu verstärken.

*Dendritische Zellvakzine (DC-Vakzine)*

Hierbei werden patienteneigene dendritische Zellen ex vivo isoliert, mit Tumorantigenen (meist Peptide, Proteine oder mRNA) beladen und anschließend wieder dem Patienten reinfundiert. Dendritische Zellen sind die professionellsten antigenpräsentierenden Zellen und spielen eine entscheidende Rolle bei der Aktivierung von T-Zellen. Diese Form der Vakzinierung hat das Potenzial, besonders starke zelluläre Immunantworten auszulösen.

*m*RNA- *und DNA-basierte Vakzine*

Diese modernen Impfstoffe basieren auf der Verabreichung von genetischem Material (mRNA oder DNA), das die Information für tumorassoziierte Antigene enthält. Nach Aufnahme durch körpereigene Zellen werden diese Antigene direkt im Körper produziert und dem Immunsystem präsentiert. mRNA-Vakzine haben den Vorteil, dass sie schnell und individuell an die genetischen Mutationen eines Tumors angepasst werden können. Sie gelten als besonders vielversprechend in der personalisierten Krebstherapie, da sie die Immunantwort zielgerichtet verstärken und eine hohe Flexibilität bei der Antigenwahl bieten.

## 6.3.2 Klinische Studienlage zu Tumorvakzinen bei Hautkrebs

Die Forschung zu Tumorvakzinen beim malignen Melanom und anderen Hautkrebsarten hat in den letzten Jahren erheblich an Dynamik gewonnen. Insbesondere die mRNA-Technologie, die während der COVID-19-Pandemie erfolgreich erprobt wurde, wird nun auch intensiv in der Krebsimmuntherapie angewendet.

### 6.3.3 Wichtige Aktuelle Studien und Entwicklungen

| Studien-ID / Name | Vakzin-Typ | Tumorentität | Phase | Sponsor / Institution | Status |
|---|---|---|---|---|---|
| NCT03897881 | mRNA (BNT111) | Malignes Melanom | Phase II | BioNTech / Genentech (Roche) | Laufend |
| NCT02410733 | Dendritische Zellvakzine | Malignes Melanom | Phase II | Duke University (USA) | Abgeschlossen |
| NCT03929029 | Peptidvakzine (IMA901) | Malignes Melanom | Phase I/II | Immatics Biotechnologies (Deutschland) | Laufend |
| NCT04526899 | mRNA (BNT122 / RO7198457) | Solide Tumoren inkl. Melanom | Phase I/II | BioNTech / Genentech (Roche) | Laufend |
| NCT03313778 | mRNA-Personalisierte Vakzine | Malignes Melanom | Phase I | BioNTech / Genentech (Roche) | Abgeschlossen (positive Ergebnisse) |

## 6.3.4 Hervorzuhebende Ergebnisse

- Die **BNT111-Vakzine** von BioNTech zielt auf die tumorassoziierten Antigene NY-ESO-1, MAGE-A3, Tyrosinase und TPTE. In der laufenden **Phase-II-Studie (NCT03897881)** wurden bereits positive Zwischenergebnisse gemeldet, die auf eine signifikante **Aktivierung tumorspezifischer T-Zellen** und eine **verbesserte krankheitsfreie Überlebensrate** bei Patienten mit fortgeschrittenem malignen Melanom hinweisen.

- In der Studie **NCT03313778** wurde eine **individualisierte mRNA-Vakzine (BNT122)** getestet, die auf den spezifischen Mutationen der jeweiligen Tumoren der Patienten basiert. Erste Ergebnisse zeigen, dass die personalisierte Impfung eine starke Immunantwort auslösen kann und das Rückfallrisiko signifikant reduziert wurde.

- Dendritische Zellvakzinen, wie in der Studie **NCT02410733** untersucht, haben gezeigt, dass sie besonders effektiv bei der Induktion von zellulären Immunantworten sind. Allerdings bleibt ihre klinische Wirksamkeit im Vergleich zu mRNA-basierten Ansätzen begrenzt, insbesondere aufgrund der aufwendigen Herstellung und hohen Kosten.

## 6.3.5 Zukunftsaussichten

Die Tumorvakzin-Strategien entwickeln sich zunehmend in Richtung **individualisierter und personalisierter Therapien**, bei denen die genetischen Profile der Tumoren im Detail analysiert und maßgeschneiderte Impfstoffe produziert werden. Die Kombination von Tumorvakzinen mit anderen immunmodulatorischen Therapien, wie **Checkpoint-Inhibitoren (Anti-PD-1/PD-L1)**, wird intensiv erforscht, um synergistische Effekte zu erzielen und die Wirksamkeit zu steigern.

Gerade im Bereich des malignen Melanoms gilt die Kombination aus **mRNA-basierten Vakzinen und Checkpoint-Blockade** als äußerst vielversprechend, um sowohl eine starke Priming-Antwort als auch eine effektive Aufhebung der Tumorimmun-Suppression zu erreichen.

## 6.4 Onkolytische Viren in der Hautkrebstherapie

Onkolytische Viren stellen eine vielversprechende neue Klasse von Therapeutika in der Krebsbehandlung dar. Es handelt sich dabei um genetisch modifizierte oder natürlich vorkommende Viren, die selektiv Tumorzellen infizieren und zerstören, während sie gesunde Zellen weitgehend verschonen. Diese Selektivität wird durch verschiedene Mechanismen erreicht, etwa durch das gezielte Ausschalten viraler Gene, die für die Replikation in gesunden Zellen notwendig sind, oder durch das Einschleusen tumorspezifischer Promotoren, die die Virusvermehrung nur in entarteten Zellen ermöglichen.

Die Hauptwirkungen onkolytischer Viren sind zweigleisig: Zum einen bewirken sie eine direkte Zytolyse der infizierten Tumorzellen durch Virusreplikation und Zerstörung der Zellmembran. Zum anderen setzen sie durch die Lyse tumorassoziierte Antigene (TAAs) sowie Gefahrensignale (DAMPs, PAMPs) frei, die vom Immunsystem erkannt werden. Dadurch wird eine robuste antitumorale Immunantwort ausgelöst, die auch nicht-infizierte Tumorzellen erfassen kann – ein Effekt, der als „abskopale Wirkung" bezeichnet wird.

Das bislang einzige in Europa und den USA zugelassene onkolytische Virus zur Behandlung von Hautkrebs ist **Talimogene Laherparepvec (T-VEC)**. Dabei handelt es sich um ein gentechnisch modifiziertes Herpes-simplex-Virus Typ 1 (HSV-1), bei dem die Gene für virale Pathogenität (u.a. ICP34.5) entfernt wurden, um die Sicherheit zu erhöhen. Zusätzlich wurde ein Gen für den humanen Granulozyten-Makrophagen-Kolonie-stimulierenden Faktor (GM-CSF) eingefügt. Dieser Zytokin unterstützt die Rekrutierung und Reifung von antigenpräsentierenden Zellen, insbesondere dendritischen Zellen, die eine Schlüsselrolle bei der Aktivierung zytotoxischer T-Zellen spielen.

T-VEC wird direkt in die Tumorherde injiziert, typischerweise bei Patienten mit lokal fortgeschrittenem oder inoperablem malignen Melanom. Die intratumorale Anwendung ermöglicht eine hohe Viruskonzentration am Wirkort bei gleichzeitig minimaler systemischer Toxizität. Klinische Studien, insbesondere die Phase-III-Studie OPTiM, zeigten, dass T-VEC im Vergleich zu GM-CSF allein signifikant höhere Ansprechraten erzielen konnte, einschließlich kompletter

Remissionen. Besonders bemerkenswert ist, dass T-VEC nicht nur die injizierten Tumoren verkleinern, sondern auch nicht-injizierte Metastasen reduzieren kann – ein Hinweis auf eine aktivierte systemische Immunantwort.

### 6.4.1 Aktuelle Forschung

Aktuell richtet sich die klinische Forschung zunehmend auf die **Kombination onkolytischer Viren mit Immuncheckpoint-Inhibitoren** (z.B. Anti-PD-1 oder Anti-CTLA-4-Antikörper). Diese Kombinationstherapien versprechen eine verstärkte Effektivität, da die durch die Viruslyse freigesetzten Tumorantigene als „Impfstoff in situ" wirken und die T-Zell-Antwort fördern. Gleichzeitig heben die Checkpoint-Inhibitoren die Bremsmechanismen des Immunsystems auf, welche Tumorzellen normalerweise vor der Immunüberwachung schützen. Präklinische Studien und erste klinische Daten deuten auf synergistische Effekte hin, insbesondere bei Patienten, die zuvor nicht auf Checkpoint-Inhibitoren angesprochen hatten.

Zukünftige Forschungsansätze konzentrieren sich auf die Entwicklung neuer onkolytischer Viren mit verbesserter Tumorspezifität, erhöhter immunogener Zelllyse sowie der Möglichkeit, zusätzliche therapeutische Gene (z. B. für Zytokine, Bispezifische Antikörper oder Costimulatoren) in das virale Genom zu integrieren. Auch der Einsatz bei weiteren Hauttumoren wie dem Merkelzellkarzinom oder dem kutanen Plattenepithelkarzinom wird derzeit intensiv untersucht.

## 6.4.2 Tabellarische Übersicht: Onkolytische Viren in der Hautkrebstherapie

| Aspekt | Beschreibung |
|---|---|
| Definition | Viren, die selektiv Tumorzellen infizieren und zerstören, bei gleichzeitiger Schonung gesunder Zellen. |
| Wirkmechanismen | 1. Direkte onkolyse durch Virusreplikation2. Freisetzung tumorassoziierter Antigene (TAAs)3. Induktion systemischer Immunantwort4. Ausschüttung von Immunmodulatoren (z. B. GM-CSF) |
| Zugelassenes Virus | Talimogene Laherparepvec (T-VEC) – modifiziertes HSV-1, kodiert für GM-CSF |
| Indikation | Lokal fortgeschrittenes oder inoperables malignes Melanom |
| Applikation | Intratumorale Injektion |
| Immunologische Effekte | Aktivierung dendritischer Zellen, $CD8^+$-T-Zellen und NK-Zellen; mögliche abskopale Effekte |
| Kombinationstherapien | Checkpoint-Inhibitoren (z. B. Pembrolizumab, Ipilimumab) – Synergismus durch Aufhebung der Immunhemmung |
| Vorteile | Lokale Tumorzerstörung plus systemische Immunaktivierung; geringe systemische Toxizität |
| Herausforderungen | Tumorheterogenität, antivirale Immunität, begrenzte Penetration bei soliden Tumoren |
| Zukunftsperspektiven | - Kombination mit zielgerichteter Therapie und mRNA-Impfstoffen- Integration immunmodulatorischer Gene- |

| Aspekt | Beschreibung |
|---|---|
| Anwendung bei weiteren Hauttumoren (z. B. Merkelzellkarzinom) | |

## 6.5 Checkpoint- Inhibitoren

Checkpoint-Inhibitoren haben die Therapie des Hautkrebses – insbesondere des malignen Melanoms – in den letzten Jahren grundlegend verändert und gelten heute als fester Bestandteil der systemischen Behandlung fortgeschrittener oder metastasierter Erkrankungen. Sie basieren auf dem Prinzip, hemmende Signale zu blockieren, die das Immunsystem unter physiologischen Bedingungen vor einer übermäßigen Aktivität schützen, im Tumorkontext jedoch zur Immunevasion beitragen.

### 6.5.1 Wirkmechanismus

Unter normalen Umständen verhindern sogenannte Immuncheckpoints wie **CTLA-4 (Cytotoxic T-Lymphocyte Antigen-4)** und **PD-1 (Programmed Cell Death-1)** bzw. dessen Ligand **PD-L1**, dass T-Zellen körpereigenes Gewebe angreifen. Viele Tumoren nutzen diese Signalwege aus, um sich der Immunüberwachung zu entziehen. Checkpoint-Inhibitoren setzen an diesen hemmenden Rezeptoren an und blockieren sie mithilfe monoklonaler Antikörper. Dadurch werden T-Zellen reaktiviert und können Tumorzellen wieder erkennen und angreifen.

- **CTLA-4-Inhibitoren** wie **Ipilimumab** wirken früh in der T-Zell-Aktivierung, vor allem in den lymphatischen Organen.

- **PD-1-Inhibitoren** wie **Nivolumab** oder **Pembrolizumab** greifen in der Peripherie an, insbesondere im Tumormikromilieu, und verhindern dort die Erschöpfung aktivierter T-Zellen.

### 6.5.2 Indikationen

Checkpoint-Inhibitoren werden heute vor allem bei folgenden Hautkrebsarten eingesetzt:

- **Malignes Melanom**: Sowohl im metastasierten Stadium als auch adjuvant nach vollständiger Tumorresektion bei Hochrisikopatienten (Stadium III–IV).

- **Merkelzellkarzinom**: Hochgradig immunogen; gute Ansprechrate auf PD-1/PD-L1-Inhibitoren wie Avelumab.

- **Plattenepithelkarzinom der Haut (CSCC)**: In fortgeschrittenen oder inoperablen Fällen zugelassen z. B. Cemiplimab.

- **Andere kutane Tumoren**: In Einzelfällen oder im Rahmen klinischer Studien (z. B. atypische Fibroxanthome, Kaposi-Sarkom).

## 6.5.3 Klinische Wirksamkeit

Zahlreiche Studien haben die Wirksamkeit von Checkpoint-Inhibitoren belegt. Für das metastasierte Melanom liegt die objektive Ansprechrate (ORR) bei PD-1-Inhibitoren bei ca. **40%**, wobei etwa **15–20%** der Patienten eine **langanhaltende Remission** erreichen. In Kombination mit CTLA-4-Inhibitoren steigen die Ansprechraten auf **ca. 55–60%**, was jedoch mit einer erhöhten Rate an therapiebedingten Nebenwirkungen einhergeht.

Auch in der adjuvanten Situation zeigen sich klare Vorteile: Studien wie **KEYNOTE-054** (Pembrolizumab) oder **CheckMate-238** (Nivolumab vs. Ipilimumab) belegen eine signifikante Verbesserung des rezidivfreien Überlebens (RFS) bei Patienten mit reseziertem Stadium III-Melanom.

Beim Merkelzellkarzinom wurde mit Avelumab in der **JAVELIN Merkel 200-Studie** ein **dauerhaftes Ansprechen bei etwa 30% der Patienten** nachgewiesen – ein bedeutender Fortschritt für diese bislang schwer behandelbare Tumorentität.

## 6.5.4 Nebenwirkungen und Management

Obwohl Checkpoint-Inhibitoren in der Regel besser verträglich sind als klassische Chemotherapie, können sie **immunvermittelte Nebenwirkungen (irAEs)** hervorrufen. Dazu zählen:

- Dermatologische Reaktionen (Exanthem, Pruritus)

- Gastrointestinale Toxizitäten (Kolitis)
- Endokrine Dysfunktionen (Hypophysitis, Thyreoiditis)
- Hepatitis, Pneumonitis, Nephritis

Diese Nebenwirkungen entstehen durch eine unspezifische Aktivierung des Immunsystems und müssen frühzeitig erkannt und in der Regel mit Immunsuppression (z. B. Kortikosteroiden) behandelt werden.

### 6.5.5 Perspektiven

Trotz ihrer Erfolge sprechen nicht alle Patienten auf Checkpoint-Inhibitoren an. Die Ursachen für **primäre oder sekundäre Therapieresistenz** sind Gegenstand intensiver Forschung. Als relevante Faktoren gelten:

- Geringe Tumormutationslast
- Immunsuppressives Tumormikromilieu
- Verlust von MHC-I-Molekülen oder Antigenpräsentation

Zur Überwindung dieser Resistenzen werden Checkpoint-Inhibitoren zunehmend mit anderen Therapien kombiniert – z. B. mit zielgerichteter Therapie, onkolytischen Viren, Strahlentherapie oder Krebsimpfstoffen. Biomarker wie PD-L1-Expression, Tumormutationslast oder zirkulierende Immunzellen werden erforscht, um das Ansprechen besser vorherzusagen.

Checkpoint-Inhibitoren haben sich als revolutionäre Therapieoption in der Hautkrebstherapie etabliert. Sie bieten die Möglichkeit langfristiger Tumorkontrolle und sogar Heilung bei fortgeschrittenen malignen Melanomen und anderen Hauttumoren. Ihr volles Potenzial entfalten sie besonders im Rahmen von Kombinationstherapien. Die Herausforderung der nächsten Jahre wird es sein, diese Therapien weiter zu individualisieren, ihre Verträglichkeit zu verbessern und den Zugang zu innovativen Wirkstoffen zu erweitern.

### 6.6 Adoptiver T-Zell-Transfer

Der adoptive T-Zell-Transfer (ACT, engl. *Adoptive Cell Transfer*) zählt zu den vielversprechendsten und gleichzeitig komplexesten Verfahren der modernen Krebsimmuntherapie. Im Zentrum dieser Strategie steht die therapeutische Nutzung körpereigener T-Lymphozyten, die gezielt gegen Tumorzellen gerichtet sind. Im Gegensatz zu systemisch verabreichten Immuntherapeutika wie Checkpoint-Inhibitoren basiert ACT auf der Ex-vivo-Expansion und Reinfusion tumorreaktiver T-Zellen. Ziel ist es, eine gezielte und verstärkte Immunantwort gegen maligne Zellen zu erzeugen – mit dem Potenzial für eine langanhaltende Tumorkontrolle oder sogar vollständige Remission.

### 6.5.1 Grundlagen und Prinzip

In der klinischen Praxis hat sich der adoptive T-Zell-Transfer bisher vor allem beim malignen Melanom bewährt. Dieses stellt aufgrund seiner hohen Immunogenität ein ideales Ziel für immunologische Therapien dar. Der Prozess beginnt in der Regel mit der Gewinnung von T-Zellen aus dem Tumorgewebe selbst oder aus dem peripheren Blut des Patienten. Im Falle sogenannter tumorinfiltrierender Lymphozyten (TILs) werden Immunzellen aus einem resezierten Melanomherd isoliert und anschließend im Labor mit Hilfe von Interleukin-2 (IL-2) in großer Zahl vermehrt. Diese T-Zellen sind bereits voraktiviert und zeigen eine natürliche Erkennung von Tumorantigenen. Nach erfolgreicher Expansion werden sie dem Patienten intravenös zurückgeführt – häufig nach einer sogenannten lymphodepletiven Vorbehandlung mit Chemotherapeutika wie Cyclophosphamid und Fludarabin, um Platz für die neu eingebrachten Immunzellen zu schaffen und ihre Effektivität zu maximieren.

### 6.5.2 Studienlage

Die Wirksamkeit dieser Strategie konnte insbesondere in Studien des US-amerikanischen National Cancer Institute (NCI) unter der Leitung von Steven Rosenberg eindrucksvoll demonstriert werden. In klinischen Untersuchungen bei stark vorbehandelten Patienten mit metastasiertem Melanom wurden objektive Ansprechraten von über 50 % und langanhaltende Komplettremissionen bei etwa 20 % der Fälle beschrieben. Bemerkenswert ist, dass diese Resultate oft auch bei Patienten erzielt wurden, die zuvor nicht auf Checkpoint-Inhibitoren oder zielgerichtete Therapien angesprochen hatten. Der adoptive T-Zell-Transfer stellt somit eine wertvolle Option bei therapierefraktären Verläufen dar.

Ein bedeutender Fortschritt in der Translation dieser Therapie in die breite klinische Anwendung ist die Entwicklung standardisierter Zellprodukte. So befindet sich mit **Lifileucel**, einem genormten TIL-Präparat, derzeit ein ACT-Produkt in der späten klinischen Prüfung. In der internationalen Phase-III-Studie TILVANCE-301 wird Lifileucel gegen Pembrolizumab bei nicht-resezierbarem oder metastasiertem Melanom geprüft. Erste Ergebnisse deuten auf eine klinisch relevante Verbesserung des progressionsfreien Überlebens hin. Sollte diese Studie positiv verlaufen, wäre Lifileucel die erste kommerziell verfügbare TIL-Therapie für solide Tumoren überhaupt.

### 6.5.3 Ausblick

Neben der klassischen TIL-Therapie sind auch genetisch modifizierte Formen des adoptiven T-Zell-Transfers in Entwicklung. Dabei werden T-Zellen mit künstlich eingeführten T-Zell-Rezeptoren (TCRs) ausgestattet, die auf spezifische Tumorantigene reagieren, wie etwa NY-ESO-1 oder MAGE-A. Eine noch experimentellere Variante ist der Einsatz von CAR-T-Zellen (Chimeric Antigen Receptor T Cells), bei denen die Antigenbindung unabhängig vom MHC erfolgt. Während CAR-T-Zellen bei hämatologischen Neoplasien wie dem B-Zell-Lymphom bereits zur Standardtherapie gehören, steht ihre Anwendung bei soliden Tumoren wie dem Melanom noch am Anfang und wird derzeit in präklinischen Studien erprobt.

## 6.5.4 Zukunft

Trotz ihres Potenzials ist die ACT-Therapie mit erheblichen Herausforderungen verbunden. Die Herstellung von TILs oder genetisch modifizierten T-Zellen ist technisch aufwendig, zeitintensiv und kostenintensiv. Zudem ist die Therapie nicht für alle Patienten geeignet, etwa bei unzureichender Tumorbiopsiegröße oder schlechtem Allgemeinzustand. Die erforderliche lymphodepletive Konditionierung führt häufig zu ausgeprägten Nebenwirkungen wie Myelosuppression, Infektionsanfälligkeit oder mukosalen Schäden. Auch die Verabreichung von hochdosiertem IL-2, das die T-Zell-Persistenz nach Reinfusion unterstützen soll, ist mit systemischer Toxizität verbunden und erfordert intensivmedizinisches Monitoring. Hinzu kommt, dass nicht bei allen Patienten die infundierten T-Zellen langfristig im Organismus verbleiben oder effektiv gegen Tumorzellen wirken.

Trotz dieser Einschränkungen gilt der adoptive T-Zell-Transfer als Meilenstein der personalisierten Krebsimmuntherapie. Durch seine hohe Spezifität, die Möglichkeit, tumorspezifische Eigenschaften auszunutzen, und das Potenzial für langfristige Kontrolle, eröffnet er neue Perspektiven insbesondere für Patienten, bei denen etablierte Therapien versagen. Die Zukunft dieser Methode liegt in ihrer Weiterentwicklung zu off-the-shelf-Produkten, in verbesserten Zellmodifikationen zur Überwindung immunologischer Barrieren im Tumormikromilieu sowie in der Kombination mit anderen Therapiestrategien, wie Checkpoint-Inhibitoren, onkolytischen Viren oder therapeutischen Impfstoffen.

In der Behandlung von Hautkrebs – und insbesondere beim malignen Melanom – könnte ACT langfristig zu einer festen Säule innerhalb der Immuntherapie werden. Ihre Rolle wird sich wahrscheinlich von einer experimentellen Therapieoption zu einem standardisierten, integrativen Bestandteil komplexer Behandlungsstrategien weiterentwickeln – mit dem Ziel, individuell zugeschnittene und kurative Ansätze für schwer behandelbare Tumorerkrankungen verfügbar zu machen.

### 6.5.5 Tabellarische Übersicht: Klinische Studien zum adoptiven T-Zell-Transfer bei Hautkrebs

| Studienname / ID | Therapieansatz | Indikation / Stadium | Phase Status | Ergebnisse / Besonderheiten |
|---|---|---|---|---|
| TILVANCE-301 | Lifileucel (TIL-Therapie) vs. Pembrolizumab | Nicht resezierbares oder metastasiertes Melanom | Phase III / Laufend | Vergleich der Wirksamkeit von Lifileucel mit Pembrolizumab; Ergebnisse werden erwartet. |
| KEYNOTE-942 | mRNA-4157/V940 (personalisierter mRNA-Impfstoff) + Pembrolizumab | Reseziertes Melanom (Stadium III/IV) | Phase IIb abgeschlossen; Phase III rekrutiert | Adjuvante Therapie zur Rezidivprävention; Risikoreduktion für Rückfall oder Tod um 49%. |
| NCT02320058 | Dendritische Zelltherapie + Kryochirurgie + Pembrolizumab | Stadium III–IV Melanom, nicht resezierbar | Phase Ib/II | Kombination lokaler und systemischer Immunaktivierung; |

| Studienname / ID | Therapieansatz | Indikation / Stadium | Phase Status | Ergebnisse / Besonderheiten |
|---|---|---|---|---|
| ABC-Studie | Nivolumab + Ipilimumab | Melanom mit Hirnmetastasen | Phase II abgeschlossen | innovative multimodale Strategie. 7-Jahres-Überlebensrate von 51%; signifikante Verbesserung gegenüber Monotherapie. |
| ACTIVATE-Studie | Adoptiver Zelltransfer (ACT) + Checkpoint-Inhibitoren | Fortgeschrittenes Melanom | Phase I/II | Untersuchung der Kombination von ACT mit Immuncheckpoint-Inhibitoren; Ergebnisse ausstehend. |

**Hinweis:** Diese Tabelle bietet einen Überblick über ausgewählte Studien und erhebt keinen Anspruch auf Vollständigkeit.

## 6.7 Kombinierte Immuntherapien und multimodale Ansätze in der Behandlung von Hautkrebs

In der modernen Onkologie hat sich gezeigt, dass die Kombination unterschiedlicher immuntherapeutischer Strategien oder die Kombination mit weiteren Therapieverfahren zu deutlich besseren Behandlungsergebnissen führen kann als Monotherapien. Besonders bei fortgeschrittenem Hautkrebs, insbesondere dem malignen Melanom, haben sich solche kombinierten Ansätze als äußerst vielversprechend erwiesen.

## 6.7.1 Beispiele

Ein paradigmatisches Beispiel ist die Kombination der beiden Immuncheckpoint-Inhibitoren **Nivolumab** (ein Anti-PD-1-Antikörper) und **Ipilimumab** (ein Anti-CTLA-4-Antikörper). Beide Wirkstoffe blockieren verschiedene hemmende Signale, die das Immunsystem daran hindern, Tumorzellen effektiv zu bekämpfen. Während CTLA-4 hauptsächlich in der frühen Phase der T-Zell-Aktivierung im lymphatischen Gewebe wirkt, greift PD-1 auf Ebene des Tumormikromilieus ein, indem es die Erschöpfung von T-Zellen in der Peripherie verhindert. Ihre Kombination ermöglicht eine umfassendere Reaktivierung des Immunsystems. Klinische Studien wie **CheckMate-067** zeigten, dass diese duale Blockade im Vergleich zur Monotherapie signifikant höhere objektive Ansprechraten, längeres progressionsfreies Überleben und verbesserte Gesamtüberlebensraten erzielt – allerdings um den Preis eines erhöhten Risikos immunvermittelter Nebenwirkungen (z. B. Kolitis, Hepatitis, Hypophysitis).

Auch die **Kombination von Immuntherapie mit zielgerichteten Therapien**, insbesondere bei Patienten mit BRAF-mutierten Melanomen, ist Gegenstand intensiver klinischer Forschung. Die Inhibition des BRAF-V600-Mutationspfads durch BRAF-Inhibitoren (z. B. Vemurafenib, Dabrafenib) und MEK-Inhibitoren (z. B. Trametinib) führt rasch zu Tumorrückbildungen, allerdings meist nur vorübergehend. Durch die zusätzliche Gabe eines Immuncheckpoint-Inhibitors soll die kurzfristige Tumorkontrolle in eine langfristige Immunantwort überführt werden. Erste Ergebnisse aus Studien wie **IMspire150** und **COMBI-i** deuten auf einen klinischen Nutzen solcher Tripel-Kombinationen hin, wenngleich Toxizität und optimale Therapiesequenzierung weiterhin Herausforderungen darstellen.

Ein weiterer innovativer Ansatz ist die **Kombination von Immuntherapie mit Strahlentherapie**. Strahlung führt zur lokalen Tumorzellzerstörung und setzt dabei zahlreiche Tumorantigene sowie „Gefahrensignale" frei, die das Immunsystem stimulieren können. Dies kann zur Aktivierung systemischer Immunantworten führen – ein Phänomen, das als **abskopaler Effekt** bezeichnet wird. In Kombination mit Checkpoint-Inhibitoren kann dieser Effekt verstärkt werden, indem die Immunantwort auf nicht-bestrahlte Metastasen übertragen wird. Erste klinische Beobachtungen und kleinere Studien haben dieses Potenzial bereits demonstriert, größere randomisierte Studien laufen derzeit.

### 6.7.2 Herausforderungen

Trotz dieser vielversprechenden Perspektiven bleibt die Umsetzung kombinierter Ansätze komplex. **Die richtige Wahl von Sequenzierung, Dosierung und Kombination der Wirkstoffe** ist entscheidend, um ein Gleichgewicht zwischen therapeutischer Wirksamkeit und Verträglichkeit zu erreichen. Die gleichzeitige Aktivierung multipler immunologischer Mechanismen erhöht das Risiko schwerwiegender Nebenwirkungen, insbesondere autoimmuner Reaktionen, die systemisch auftreten können.

Insgesamt gilt die Entwicklung von Kombinationstherapien – sowohl innerhalb der Immuntherapie als auch in Verbindung mit anderen Behandlungsformen – als eines der dynamischsten und zukunftsweisendsten Forschungsfelder der Onkologie. Ziel ist es, durch intelligente therapeutische Synergien personalisierte und effektive Behandlungsstrategien für Patienten mit Hautkrebs bereitzustellen.

### 6.7.3 Übersicht

Tabellarische Übersicht: Kombinierte Therapieansätze bei Hautkrebs

| Kombinationstyp | Beispielhafte Wirkstoffe / Verfahren | Ziel / Wirkung | Vorteile | Herausforderungen |
|---|---|---|---|---|
| Checkpoint-Inhibitor + Checkpoint-Inhibitor | Nivolumab (PD-1) + Ipilimumab (CTLA-4) | Verstärkte Immunaktivierung durch duale Blockade hemmender Signalwege | Erhöhte Ansprechraten und verlängertes Überleben | Hohe Rate immunvermittelter Nebenwirkungen |
| Checkpoint-Inhibitor + zielgerichtete Therapie | Anti-PD-1 (z. B. Pembrolizumab) + BRAF-/MEK-Inhibitor (z. B. Dabrafenib + Trametinib) | Kombination schneller Tumorkontrolle mit langfristiger Immunantwort | Synergistische Wirkung bei BRAF-mutierten Tumoren | Komplexe Toxizitätsprofile, schwierige Sequenzierung |
| Checkpoint-Inhibitor + Strahlentherapie | Anti-PD-1 + lokale Bestrahlung (z. B. stereotaktisch) | Nutzung des abskopalen Effekts zur Systemaktivierung | Auch Wirkung auf nicht bestrahlte Metastasen möglich | Optimale Bestrahlungsparameter noch unklar |

| Kombinationstyp | Beispielhafte Wirkstoffe / Verfahren | Ziel / Wirkung | Vorteile | Herausforderungen |
|---|---|---|---|---|
| Checkpoint-Inhibitor + onkolytisches Virus | T-VEC + Nivolumab | Virusbedingte Antigenfreisetzung + Immuncheckpoint-Blockade | Verstärkte Immunreaktion durch „Impfung in situ" | Begrenzte Daten, evtl. antivirale Immunität als Hürde |
| Immuntherapie + Chemotherapie (seltener beim Melanom) | Anti-PD-1 + Dacarbazin (historisch) | Chemotherapie zur Erhöhung der Tumorimmunogenität | Potenziell besseres initiales Ansprechen | Immununterdrückung durch Chemotherapie möglich |
| Triple-Therapie (zielgerichtet + Immun-Checkpoint) | Atezolizumab + Vemurafenib + Cobimetinib | Kombination zielgerichteter Hemmung + Immunaktivierung | In Studien (z. B. IMspire150) verbesserte Kontrolle | Erhöhte Toxizität, hoher logistischer Aufwand |

Tabellarische Übersicht: Aktuelle klinische Studien zu Kombinationstherapien bei Hautkrebs

| Studienname / ID | Kombinationstherapie | Indikation / Stadium | Phase / Status | Ziel / Besonderheiten |
|---|---|---|---|---|
| KEYNOTE-942 Moderna & Merck | mRNA-4157/V940 (personalisierter | Resiziertes Melanom | Phase IIb abgeschlossen;Phas | Adjuvante Therapie zur |

| Studienname / ID | Kombinationstherapie | Indikation / Stadium | Phase / Status | Ziel / Besonderheiten |
|---|---|---|---|---|
| | mRNA-Impfstoff + Pembrolizumab | (Stadium III/IV) | III (V940-001) rekrutiert | Rezidivprävention; Risikoreduktion für Rückfall oder Tod um 49% |
| TILVANCE-301 Iovance Biotherapeutics | Lifileucel (TIL-Therapie) + Pembrolizumab | Nicht resezierbares oder metastasiertes Melanom | Phase III laufend | Vergleich mit Pembrolizumab-Monotherapie; zielt auf Patienten mit hoher Tumorlast |

| Studienname / ID | Kombinationstherapie | Indikation / Stadium | Phase / Status | Ziel / Besonderheiten |
|---|---|---|---|---|
| NCT05629295 UCSF | Nivolumab + Cabozantinib | Mukosales Melanom | Phase II | Kombination von Immun- und Tyrosinkinase-Inhibition; Fokus auf seltene Melanom-Subtypen |
| NCT02320058 Mayo Clinic | Dendritische Zelltherapie + Kryochirurgie + Pembrolizumab | Stadium III–IV Melanom, nicht resezierbar | Phase Ib/II | Kombination lokaler und systemischer Immunaktivierung; |

| Studienname / ID | Kombinationstherapie | Indikation / Stadium | Phase / Status | Ziel / Besonderheiten |
|---|---|---|---|---|
| ABC-Studie Melanoma Institute Australia | Nivolumab + Ipilimumab | Melanom mit Hirnmetastasen | Phase II abgeschlossen | innovative multimodale Strategie 7-Jahres-Überlebensrate von 51%; signifikante Verbesserung gegenüber Monotherapie |
| Moderna/MSD Kombi-Impfung | mRNA-Impfstoff + Immuntherapie (MSD) | Hautkrebs (Melanom) | Phase II abgeschlossen | Risikoreduktion für Rückfall oder Tod um 49%; Markteinführung |

| Studienname / ID | Kombina-tionsthe-rapie | Indi-kation / Sta-dium | Phase / Status | Ziel / Beson-derhei-ten |
|---|---|---|---|---|

für 2025 geplant

**Hinweis:** Diese Tabelle bietet einen Überblick über ausgewählte Studien und erhebt keinen Anspruch auf Vollständigkeit.

## 6.8 Nebenwirkungen und Management immunbasierter Therapien

Mit der Etablierung immunbasierter Therapien wie Checkpoint-Inhibitoren, adoptiver T-Zell-Therapien und onkolytischer Viren hat sich das Nebenwirkungsprofil onkologischer Behandlungen grundlegend verändert. Während klassische Chemotherapeutika durch direkte zytotoxische Effekte auf schnell proliferierende Zellen wirken – und dadurch vor allem hämatologische, gastrointestinale und kutane Nebenwirkungen verursachen –, führen Immuntherapien zu einer Aktivierung des Immunsystems, die in manchen Fällen über das therapeutisch beabsichtigte Maß hinausgeht. Die Folge sind **immunvermittelte Nebenwirkungen** (*immune-related adverse events*, irAEs), die sich gegen körpereigene Gewebe richten und potenziell jedes Organsystem betreffen können.

Diese Nebenwirkungen sind Ausdruck eines durch die Therapie ausgelösten Autoimmunprozesses, bei dem körpereigene Strukturen irrtümlich als fremd erkannt und angegriffen werden. Sie treten meist innerhalb der ersten Wochen bis Monate nach Therapiebeginn auf, können aber auch noch verzögert – zum Teil Monate nach Therapieende – manifest werden. Ihre Häufigkeit, Schwere und das betroffene Organsystem hängen von verschiedenen Faktoren ab, darunter dem eingesetzten Immuntherapeutikum, der Kombination mit anderen Immunmodulatoren sowie patientenspezifischen Merkmalen wie genetischer Prädisposition oder präexistenter Autoimmunität.

Zu den häufigsten irAEs zählen dermatologische, gastrointestinale, endokrinologische, pulmonale, hepatische und renale Komplikationen.

**Dermatologische Nebenwirkungen** sind meist die ersten klinischen Anzeichen und treten bei bis zu 40–50 % der Patienten auf, die mit Checkpoint-Inhibitoren behandelt werden. Dazu gehören makulopapulöse Exantheme, Pruritus und seltener lichenoide oder bullöse Eruptionen. Besonders bei Melanompatienten kann es zu Vitiligo-ähnlichen Depigmentierungen kommen – ein Phänomen, das mit einer guten Therapieantwort korreliert, da es die Aktivierung Melanozyten-gerichteter T-Zellen widerspiegelt.

**Gastrointestinale Nebenwirkungen** betreffen vor allem den Dickdarm in Form einer immunvermittelten Kolitis, die zu therapielimitierenden Diarrhöen, Bauchschmerzen, Fieber und Dehydratation führen kann. Die Inzidenz liegt je nach Therapieform zwischen 5 und 20 %. In schweren Fällen droht eine Perforation, weshalb frühzeitige Diagnostik (inkl. Endoskopie) und Eskalation der Therapie entscheidend sind.

**Endokrinopathien** sind besonders tückisch, da sie unspezifische Symptome wie Fatigue, Kopfschmerzen oder Stimmungsschwankungen verursachen können. Zu den häufigsten gehören Hypophysitis, Thyreoiditis mit initialer Hyperthyreose und nachfolgender Hypothyreose, sowie Nebennierenrindeninsuffizienz. Da diese Störungen potenziell lebenslang fortbestehen, ist eine dauerhafte hormonelle Substitutionstherapie notwendig. Die Inzidenz liegt bei PD-1-Inhibitoren niedriger als bei CTLA-4-Inhibitoren, die insbesondere mit Hypophysitis assoziiert sind.

**Pneumonitis**, eine immunvermittelte Entzündung des Lungengewebes, ist eine seltene, aber potenziell lebensbedrohliche Nebenwirkung. Klinisch äußert sie sich mit Husten, Dyspnoe und ggf. Fieber. Radiologisch zeigt sich typischerweise ein interstitielles Infiltrat. Die Diagnose wird durch CT und Ausschluss infektiöser Ursachen gestellt. Das Risiko ist bei gleichzeitiger Strahlentherapie erhöht.

Auch **Hepatitis** und **Nephritis** treten im Rahmen immunvermittelter Prozesse auf. Eine asymptomatische Transaminasenerhöhung ist häufig, schwerere Hepatitiden mit Ikterus und Koagulopathie sind selten, erfordern aber eine sofortige Immunsuppression. Die immuninduzierte Nephritis manifestiert sich zumeist als interstitielle Nephritis mit Kreatininanstieg, kann aber auch zu Glomerulonephritiden führen.

Die Therapie immunvermittelter Nebenwirkungen richtet sich nach deren Schweregrad (Grad 1–4 gemäß CTCAE-Klassifikation). Bei milden Symptomen reicht häufig eine symptomatische Therapie und engmaschige Überwachung. Ab Grad 2 sollte in der Regel eine Immuntherapiepause erfolgen, ergänzt durch systemische Kortikosteroide. Schwerwiegende Verläufe (Grad 3–4) erfordern die Gabe hochdosierter Steroide (z. B. Prednisolon 1–2 mg/kg KG) über mehrere Wochen mit langsamer Ausschleichphase. Bei steroidrefraktären Fällen kommen Immunsuppressiva der zweiten Linie wie Infliximab (anti-TNFα), Mycophenolat-Mofetil oder Vedolizumab (bei Kolitis) zum Einsatz. Die Gabe dieser Substanzen sollte in Absprache mit spezialisierten Zentren erfolgen.

Eine besondere Herausforderung besteht in der Nachsorge, da Nebenwirkungen auch nach Therapieende auftreten können. Patienten müssen deshalb über mögliche Symptome informiert werden und erhalten idealerweise einen Immuntherapie-Ausweis, der bei Notfallbehandlungen Hinweise auf die laufende oder kürzlich beendete Immuntherapie enthält. Interdisziplinäre Zusammenarbeit – insbesondere mit Gastroenterologie, Endokrinologie, Dermatologie, Pulmologie und Nephrologie – ist entscheidend für ein erfolgreiches Management.

Trotz der zum Teil schwerwiegenden Nebenwirkungen zeigen viele Studien, dass das Auftreten immunvermittelter Komplikationen nicht zwangsläufig einen Therapieabbruch erfordert. Im Gegenteil: Einige Untersuchungen deuten sogar darauf hin, dass ein moderates Auftreten von irAEs mit einem verbesserten klinischen Ansprechen korreliert – was die Theorie unterstützt, dass eine aktivierte Immunantwort sowohl gegen gesunde als auch gegen maligne Zellen gerichtet sein kann.

Insgesamt hat das Verständnis und Management immunvermittelter Nebenwirkungen in den letzten Jahren erhebliche Fortschritte gemacht. Sie stellen keine Kontraindikation für den Einsatz immunbasierter Therapien dar, sondern eine Herausforderung, der mit standardisierten Protokollen, frühzeitiger Diagnostik und interdisziplinärer Expertise erfolgreich begegnet werden kann.

## 6.9 Literaturverzeichnis – Kapitel 6: Fortschritte in der Immuntherapie

Andtbacka, R. H., Kaufman, H. L., Collichio, F., Amatruda, T., Senzer, N., Chesney, J., ... & Agarwala, S. S. (2015). *Talimogene Laherparepvec improves durable response rate in patients with advanced melanoma.* **Journal of Clinical Oncology, 33**(25), 2780–2788. https://doi.org/10.1200/JCO.2014.58.3377

Buchbinder, E. I., & Desai, A. (2016). *CTLA-4 and PD-1 pathways: Similarities, differences, and implications of their inhibition.* **American Journal of Clinical Oncology, 39**(1), 98–106. https://doi.org/10.1097/COC.0000000000000239

June, C. H., O'Connor, R. S., Kawalekar, O. U., Ghassemi, S., Milone, M. C., Wang, L., & Levine, B. L. (2018). *CAR T cell immunotherapy for human cancer.* **Science, 359**(6382), 1361–1365. https://doi.org/10.1126/science.aar6711

Larkin, J., Chiarion-Sileni, V., Gonzalez, R., Grob, J. J., Rutkowski, P., Lao, C. D., ... & Hodi, F. S. (2019). *Five-year survival with combined nivolumab and ipilimumab in advanced melanoma.* **The New England Journal of Medicine, 381**(16), 1535–1546. https://doi.org/10.1056/NEJMoa1910836

Ott, P. A., Wu, C. J., & Gubin, M. M. (2019). *Tumor neoantigens as personalized cancer vaccines: Recent advances and clinical implications.* **Nature Reviews Clinical Oncology, 16**(8), 464–472. https://doi.org/10.1038/s41571-019-0176-8

Ribas, A., & Wolchok, J. D. (2021). *Checkpoint blockade cancer immunotherapy: Progress and challenges.* **Nature Reviews Cancer, 21**(5), 313–332. https://doi.org/10.1038/s41571-021-00495-4

Sahin, U., Derhovanessian, E., Miller, M., Kloke, B. P., Simon, P., Löwer, M., ... & Türeci, Ö. (2017). *Personalized RNA mutanome vaccines mobilize poly-specific therapeutic immunity against cancer.* **Nature, 547**(7662), 222–226. https://doi.org/10.1038/nature23003

Topalian, S. L., Taube, J. M., Anders, R. A., & Pardoll, D. M. (2016). *Mechanism-driven biomarkers to guide immune checkpoint blockade in cancer therapy.* **Nature Reviews Cancer, 16**(5), 275–287. https://doi.org/10.1038/nrc.2016.36

Wolchok, J. D., Chiarion-Sileni, V., Gonzalez, R., Grob, J. J., Rutkowski, P., Lao, C. D., ... & Larkin, J. (2017). *Overall survival with combined nivolumab and ipilimumab in advanced melanoma.* **The New England Journal of Medicine, 377**(14), 1345–1356. https://doi.org/10.1056/NEJMoa1709684

# Kapitel 7: Moderne Strahlentherapieverfahren

## 7.1 Grundlagen der Strahlentherapie bei Hautkrebs

Die Strahlentherapie, auch **Radiotherapie** genannt, ist eine der ältesten und etabliertesten Behandlungsmethoden in der Onkologie. Sie nutzt ionisierende Strahlen, um die DNA von Tumorzellen irreversibel zu schädigen und deren Teilungsfähigkeit zu unterbinden. Während die Strahlentherapie bei Hautkrebs traditionell vor allem bei inoperablen Tumoren oder Patienten mit hohem Operationsrisiko eingesetzt wurde, hat sie sich mit dem Aufkommen moderner, präziser Bestrahlungstechniken zu einer hocheffektiven und oft organerhaltenden Therapieoption entwickelt.

Die biologische Wirksamkeit der Strahlentherapie beruht auf der direkten Schädigung der DNA durch Doppelstrangbrüche sowie auf der indirekten Wirkung durch die Bildung freier Radikale, die zu oxidativen Schäden an Zellbestandteilen führen. Tumorzellen besitzen meist ein defizitäres Reparatursystem für DNA-Schäden, was sie besonders anfällig für strahleninduzierte Zellzerstörung macht.

Die Strahlentherapie wird heute sowohl kurativ als auch palliativ eingesetzt. Kurative Behandlungen zielen auf eine vollständige Tumorkontrolle ab, während palliative Therapien vor allem der Symptomkontrolle bei fortgeschrittenen oder metastasierten Tumoren dienen.

## 7.2 Stereotaktische Strahlentherapie in der Hautkrebstherapie

Die stereotaktische Strahlentherapie, auch bekannt als *Stereotactic Body Radiotherapy* (SBRT), ist ein hochpräzises, bildgestütztes Bestrahlungsverfahren, das zunehmend auch in der Behandlung von Hautkrebs und insbesondere von dessen Metastasen Anwendung findet. Im Unterschied zur konventionellen Strahlentherapie, bei der oftmals über mehrere Wochen hinweg tägliche Fraktionen mit relativ niedriger Einzeldosis verabreicht werden, ermöglicht die SBRT eine gezielte Applikation sehr hoher Einzeldosen innerhalb weniger Behandlungssitzungen – typischerweise zwischen ein und fünf Fraktionen.

### 7.2.1 Wirkweise

Diese Präzision basiert auf der exakten dreidimensionalen Lokalisation des Zielvolumens mittels hochauflösender Bildgebung wie Computertomographie (CT), Magnetresonanztomographie (MRT) und Positronenemissionstomographie (PET-CT). Während des Planungsprozesses wird das Tumorvolumen millimetergenau erfasst und unter Berücksichtigung von Organbewegungen (z. B. Atmung, Darmperistaltik) in das Bestrahlungsfeld integriert. Dank moderner Linearbeschleuniger sowie spezialisierter Systeme wie dem **CyberKnife®**, **TrueBeam®** oder dem **Gamma Knife®** können Strahlen aus zahlreichen Richtungen und Winkeln konform auf das Tumorareal fokussiert werden, wobei das umliegende gesunde Gewebe bestmöglich geschont wird. Durch die

Kombination aus rotergeführter Strahlführung, integrierter Bildgebung und Bewegungskompensation gelingt eine millimetergenaue Applikation selbst bei schwer erreichbaren Tumorlagen.

### 7.2.2 Anwendung in der Hautkrebstherapie

In der Hautkrebstherapie findet die SBRT vor allem in Situationen Anwendung, in denen chirurgische Maßnahmen nicht möglich oder mit einem unverhältnismäßig hohen Risiko verbunden sind. Das betrifft insbesondere **inoperable Primärtumoren oder Rezidive** sowie **Metastasen in funktionell kritischen oder schwer zugänglichen Lokalisationen**, etwa im Gehirn, in der Lunge, in der Leber oder im Skelettsystem. Von besonderem Interesse ist die SBRT bei Patienten mit **oligometastatischem Melanom**, das heißt bei Vorliegen einer begrenzten Anzahl von Metastasen, meist definiert als maximal fünf. In dieser Konstellation kann die hochdosierte, fokussierte Strahlentherapie zu einer signifikanten Verlängerung des progressionsfreien Überlebens und in manchen Fällen sogar zu einer langfristigen Tumorkontrolle führen.

Ein weiterer Vorteil der SBRT liegt in der **Verkürzung der Gesamtdauer der Bestrahlungstherapie**. Statt über mehrere Wochen hinweg täglich bestrahlt zu werden, kann die Behandlung in nur wenigen Sitzungen abgeschlossen werden, was nicht nur die Lebensqualität der Patienten erhöht, sondern auch logistische Vorteile mit sich bringt. Zudem ist die akute Toxizität im Vergleich zur konventionellen

Strahlentherapie häufig geringer, da das gesunde Gewebe durch die präzise Dosiskonzentration weitgehend geschont wird.

Die biologische Wirksamkeit der SBRT unterscheidet sich grundlegend von jener konventioneller Fraktionierung. Die hohen Einzeldosen führen zu direkten DNA-Schäden in Tumorzellen und zur Zerstörung der Tumorvaskularisation, was die lokale Effektivität erhöht. Zusätzlich werden durch den Zelltod proinflammatorische Signale und tumorassoziierte Antigene freigesetzt, die das Immunsystem stimulieren können. Dieses Phänomen ist besonders relevant im Zusammenhang mit der sogenannten **abskopalen Wirkung**, bei der durch die lokale Strahlentherapie eine systemische Immunantwort ausgelöst wird, die auch entfernt liegende, nicht bestrahlte Tumorherde angreifen kann. In Kombination mit **Checkpoint-Inhibitoren** oder **onkolytischen Viren** kann dieser Effekt verstärkt werden – ein vielversprechender Forschungsbereich, der aktuell in zahlreichen klinischen Studien untersucht wird.

### 7.2.3 Effektivität

Klinische Daten belegen die hohe Effektivität und Sicherheit der SBRT bei Hautkrebspatienten. Insbesondere bei Hirnmetastasen durch malignes Melanom zeigt die stereotaktische Radiochirurgie eine exzellente lokale Tumorkontrolle, oft vergleichbar mit chirurgischen Resektionen. Auch bei Lungen- oder Lebermetastasen konnten in Studien lokale Kontrollraten von über 85 % erreicht werden – mit minimalen therapiebedingten Nebenwirkungen. Die Langzeitverträglichkeit wird dabei als gut beschrieben, schwere Spätfolgen treten selten auf.

Insgesamt stellt die SBRT eine hochmoderne, minimalinvasive Therapieoption in der Behandlung von Hautkrebs dar, die sowohl als primäre Maßnahme als auch im Rahmen multimodaler Therapiekonzepte eingesetzt werden kann. Ihre Rolle wird in Zukunft voraussichtlich weiter zunehmen – insbesondere in Kombination mit systemischen Immuntherapien und bei sorgfältig selektionierten Patienten mit oligometastatischer Erkrankung. Voraussetzung für ihren erfolgreichen Einsatz ist jedoch eine exakte Indikationsstellung, interdisziplinäre Abstimmung sowie technische Expertise in spezialisierten Zentren.

### 7.2.4 Tabellarische Übersicht

Tabelle: Stereotaktische Strahlentherapie (SBRT) bei Hautkrebs

| Aspekt | Details |
|---|---|
| Hauptindikationen | - Inoperable Primärtumoren oder Rezidive (z. B. Melanom)- Hirnmetastasen (1–5 Läsionen)- Lungen-, Leber- oder Knochenmetastasen- Oligometastatische Erkrankung (≤ 5 Metastasen) |
| Zielsetzung | - Lokale Tumorkontrolle- Symptomlinderung- Potenzielle Überlebensverlängerung bei oligometastatischer Erkrankung |

| Aspekt | Details |
|---|---|
| **Typische Fraktionierung** | - 1–5 Fraktionen- Dosis pro Fraktion: 8–20 Gy- Gesamtdosis: 24–60 Gy (je nach Lokalisation und Zielvolumen) |
| **Verwendete Geräte / Systeme** | - CyberKnife®- Gamma Knife® (v. a. Hirn)- TrueBeam®, Edge™ (Varian)- Vero, ExacTrac, TomoTherapy® |
| **Bildgebungsmodalitäten zur Planung** | - CT (4D-CT bei bewegten Zielvolumina)- MRT (für Weichteilkontrast, v. a. Hirn)- PET-CT (bei systemischer Tumorerkrankung zur Abgrenzung aktiver Metastasen) |
| **Biologische Effekte** | - Direkte DNA-Schäden- Vaskuläre Destruktion im Tumorgewebe- Immunmodulation (freisetzte Antigene, DAMPs)- Potenzial für abskopalen Effekt |
| **Kombinationsmöglichkeiten** | - Immuncheckpoint-Inhibitoren (z. B. Nivolumab, Pembrolizumab)- Onkolytische Viren- Systemische zielgerichtete Therapie (z. B. BRAF-/MEK-Inhibitoren) |
| **Klinische Ergebnisse (Auswahl)** | - Lokale Kontrollraten > 85 % bei Hirn- und Lungenmetastasen- Überlebensvorteil bei oligometastatischem Melanom in retrospektiven Studien- Geringe akute Toxizität, seltene Spätfolgen |
| **Vorteile** | - Hohe Präzision und Schonung gesunden Gewebes- Kurze Behandlungsdauer- Ambulante Durchführung möglich- Synergistisch mit Immuntherapie |
| **Limitationen** | - Nur bei klar umschriebenen Läsionen geeignet- Gefahr von radiogenen Spätfolgen bei ungünstiger Lokalisation- Aufwendige Planung, hohe technische Anforderungen |

## 7.3 Partikeltherapie bei Hautkrebs: Protonen- und Schwerionenbestrahlung

Die Partikeltherapie – als Überbegriff für Bestrahlungsverfahren mit geladenen Teilchen – umfasst insbesondere die **Protonen- und Schwerionentherapie**. Im Gegensatz zur konventionellen Strahlentherapie, bei der Photonen (z. B. Röntgenstrahlen) eingesetzt werden, nutzt die Partikeltherapie elektrisch geladene Teilchen mit Masse. Diese physikalischen Unterschiede haben erhebliche Konsequenzen für die Dosisverteilung im Gewebe und eröffnen neue therapeutische Möglichkeiten – insbesondere bei Hautkrebs in anatomisch kritischen Regionen oder in Rebestrahlungssituationen.

### 7.3.1 Wirkweise

Der entscheidende physikalische Vorteil der Protonentherapie liegt im sogenannten **Bragg-Peak-Effekt**. Während Photonen kontinuierlich Energie im Gewebe abgeben, geben Protonen den Großteil ihrer Energie erst gegen Ende ihrer Reichweite ab – exakt im Zielvolumen. Hinter diesem Punkt fällt die Dosis nahezu auf null ab. Dadurch kann das Tumorgewebe hochdosiert bestrahlt werden, während das umliegende gesunde Gewebe, insbesondere empfindliche Strukturen wie Nerven, Augen, Speicheldrüsen oder das Gehirn, weitgehend geschont bleibt. Dies ist besonders vorteilhaft bei Tumoren im **Kopf-Hals-Bereich**, an der **Orbita**, in der **Nasennebenhöhlenregion** oder bei kutanen Tumoren in der Nähe von **Hirnstrukturen oder Schädelbasis**.

Bei **nicht-melanozytärem Hautkrebs** wie dem **Plattenepithelkarzinom** oder dem **Merkelzellkarzinom**, die häufig in sonnenexponierten, funktionell relevanten Arealen auftreten, kann die Protonentherapie somit eine entscheidende Rolle spielen – insbesondere dann, wenn chirurgische Maßnahmen nicht möglich oder aus kosmetisch-funktionellen Gründen nicht gewünscht sind. Ebenso eignet sich die Protonentherapie bei Patienten mit bereits vorbestrahlten Tumorregionen, bei denen eine konventionelle Rebestrahlung mit Photonen wegen der kumulierten Dosisbelastung nicht mehr vertretbar wäre.

Neben der Protonentherapie gewinnt auch die **Schwerionentherapie** – meist mit **Kohlenstoffionen** – zunehmend an Bedeutung. Diese Teilchen haben eine etwa dreifach höhere biologische Wirksamkeit als Photonen oder Protonen, gemessen am **Relative Biological Effectiveness (RBE)**. Die Ursache liegt in der dichten Ionisation entlang der Teilchenbahn, was zu irreparablen DNA-Schäden in den Tumorzellen führt. Besonders **radioresistente Tumoren**, wie bestimmte **melanotische Melanom-Subtypen** oder **rezidivierende kutane Sarkome**, sprechen auf Schwerionenbestrahlung besser an als auf konventionelle Verfahren.

Auch die Schwerionentherapie nutzt den Bragg-Peak, bietet aber darüber hinaus durch die hohe biologische Effektivität eine zusätzliche therapeutische Option bei Tumoren mit hoher intrinsischer Strahlenresistenz. Erste klinische Studien aus Japan und Deutschland, etwa am Heidelberger Ionenstrahl-Therapiezentrum (HIT), deuten darauf hin, dass die Schwerionentherapie bei bestimmten **uveal-melanozytären**

Tumoren sowie bei **kutanen Melanomen mit BRAF-Wildtyp** zu einer verbesserten lokalen Kontrolle führen kann. Weitere Indikationen werden derzeit in internationalen multizentrischen Studien geprüft.

### 7.3.2 Anwendung

Der Einsatz der Partikeltherapie bei Hautkrebs erfordert eine präzise Indikationsstellung und ist aktuell nur an wenigen spezialisierten Zentren möglich. Technisch erfordert die Behandlung hochentwickelte Teilchenbeschleuniger (Synchrotrons oder Zyklotrons), aufwändige Planungssysteme und eine präzise bildgestützte Patientenpositionierung. Die hohe Strahlpräzision erlaubt jedoch selbst in strahlenkritischen Regionen eine **kurative Dosisapplikation mit reduziertem Nebenwirkungsprofil**, was besonders bei älteren, komorbiden oder chirurgisch nicht zugänglichen Patienten einen großen klinischen Nutzen darstellt.

Insgesamt stellt die Partikeltherapie – sowohl in Form der Protonen- als auch der Schwerionenbestrahlung – eine zukunftsweisende Technologie in der Hautkrebstherapie dar. Ihr Nutzen liegt vor allem in der Schonung gesunder Gewebe, der Möglichkeit zur Rebestrahlung sowie der Behandlung bislang schwer therapierbarer, resistenter Tumoren. Mit zunehmender Verfügbarkeit und technischer Weiterentwicklung ist davon auszugehen, dass diese Therapieformen künftig eine zunehmend wichtige Rolle im interdisziplinären Behandlungskonzept bei Hautkrebs einnehmen werden.

## 7.3.3 Tabelle: Vergleich von Photonen-, Protonen- und Schwerionentherapie bei Hautkrebs

| Kriterium | Photonentherapie | Protonentherapie | Schwerionentherapie (z. B. C-12) |
|---|---|---|---|
| Teilchentyp | Elektromagnetische Wellen (Photonen) | Geladene Teilchen (Protonen) | Schwere geladene Teilchen (z. B. Kohlenstoffionen) |
| Physikalische Energieverteilung | Exponentieller Abfall, keine scharfe Endpunktdosis | Bragg-Peak: maximale Dosis im Zielvolumen | Bragg-Peak + sehr hohe Ionendichte am Zielort |
| Randschärfe / Gewebeschonung | Mäßig – relevante Dosis an gesundes Gewebe | Hoch – sehr präzise Schonung umliegender Strukturen | Sehr hoch – zusätzlich hohe biologische Effektivität |
| Relative biologische Wirksamkeit (RBE) | 1,0 (Referenzwert) | 1,1 | 2–5 (stark tumorselektive Wirkung) |
| Klinische Hauptindikationen bei Hautkrebs | - Standard bei vielen Tumoren- Postoperative / definitive Bestrahlung- Rezidive, adjuvante Therapie | - Tumoren in sensiblen Regionen (z. B. Orbita, Schädelbasis)- Rebestrahlung- Inoperable Merkelzellkarzinome | - Radioresistente Subtypen (z. B. melanozytäre Tumoren)- Infiltrative oder tiefliegende kutane Sarkome- Uveale oder BRAF-Wildtyp-Melanome |
| Beispiele klinischer Zentren / Studien | - Multizentrisch weltweit verfügbar- Vielzahl an Phase-III-Studien | - RTOG 1308 (NSCLC)- ClinicalTrials.gov ID NCT03818503 (Hautkrebs, Protonen vs. Photonen) | - Studien am HIT Heidelberg und NIRS Japan- COSMIC-Studienprogramm zu Melanom und Sarkomen |

| Kriterium | Photonentherapie | Protonentherapie | Schwerionentherapie (z. B. C-12) |
|---|---|---|---|
| Verfügbarkeit | Weit verbreitet in onkologischen Zentren | Begrenzte Verfügbarkeit, wachsend | Sehr limitiert, nur wenige spezialisierte Zentren weltweit |
| Kosten / Aufwand | Niedrig bis mittel | Hoch | Sehr hoch |
| Therapiedauer | In der Regel 4–6 Wochen | Kürzer möglich (1–3 Wochen, hypofraktioniert) | Kurzzeittherapie (wenige Fraktionen mit hohen Einzeldosen) |
| Typische Nebenwirkungen | Hautreaktionen, Mukositis, Fatigue | Geringere akute Toxizität, gute Verträglichkeit | Noch weniger Nebenwirkungen, aber Langzeitdaten limitiert |

Diese Übersicht zeigt, dass sich die verschiedenen Strahlentherapieformen komplementär einsetzen lassen – je nach Tumorbiologie, Lokalisation und Patientensituation.

## 7.4 Immunologische Synergien in der Behandlung des Hautkrebses

Eine der bemerkenswertesten und immunologisch faszinierendsten Beobachtungen der modernen Strahlentherapie ist der sogenannte **abskopale Effekt**. Dieser Begriff leitet sich vom lateinischen „ab scopus" („außerhalb des Zieles") ab und bezeichnet das Phänomen, dass eine **lokale Bestrahlung eines Tumorherdes** nicht nur zu einer Zerstörung der behandelten Läsion führt, sondern auch **systemische Wirkungen** entfalten kann – insbesondere eine Reduktion oder gar ein Rückgang **nicht bestrahlter Tumorherde** an entfernten Körperstellen. Diese Wirkung wird als immunvermittelt verstanden und hat insbesondere im Kontext des malignen Melanoms hohe klinische Relevanz erlangt.

Der abskopale Effekt widerspricht auf den ersten Blick dem klassischen Konzept der Strahlentherapie als **lokale Modalität**, bei der der therapeutische Nutzen auf das direkt bestrahlte Gewebe beschränkt bleibt. Mittlerweile ist jedoch gut belegt, dass die Bestrahlung von Tumorzellen eine Vielzahl immunogener Prozesse in Gang setzt. Die durch Ionisierende Strahlen verursachten DNA-Schäden und die daraus resultierende Tumorzellnekrose oder -apoptose führen zur **Freisetzung tumorassoziierter Antigene (TAAs)** sowie sogenannter **Gefahrensignale** – darunter *Damage-Associated Molecular Patterns* (DAMPs) wie HMGB1 oder Calreticulin. Diese Signale werden von **dendritischen Zellen und antigenpräsentierenden Zellen (APCs)** im Tumormikromilieu aufgenommen und in das lymphatische System transportiert, wo sie eine **adaptive Immunantwort** auslösen. Infolgedessen werden tumorreaktive **CD8$^+$-T-Zellen** aktiviert, die in der Lage sind, auch entfernte, nicht bestrahlte Tumorzellen zu erkennen und zu zerstören.

### 7.4.1 Wirkweise

Allein ist der abskopale Effekt allerdings **selten** und tritt spontan nur bei einem kleinen Teil der Patienten auf. Die Kombination mit **Immuncheckpoint-Inhibitoren** wie **PD-1/PD-L1- oder CTLA-4-Antikörpern** hat sich jedoch als wirkungsvoller Verstärker dieses Mechanismus erwiesen. Während die Strahlentherapie als „Impfstoff in situ" fungiert und das Tumorantigen-Angebot sowie die Antigenpräsentation erhöht, verhindern die Checkpoint-Inhibitoren gleichzeitig, dass die T-Zell-vermittelte Immunantwort durch tumorspezifische Immunsuppressionsmechanismen unterdrückt wird. Das Zusammenspiel dieser beiden Mechanismen verstärkt die Immunaktivierung erheblich und bildet die Grundlage für zahlreiche moderne Kombinationstherapien.

### 7.4.2 Studien

Eine der ersten prospektiven klinischen Studien, die diesen Zusammenhang untersucht hat, ist die **PEMBRO-RT-Studie** (2019). In dieser randomisierten Phase-II-Studie wurde geprüft, ob die zusätzliche stereotaktische Strahlentherapie (SBRT) eines einzelnen Metastasenzentrums vor Beginn der systemischen Pembrolizumab-Therapie (einem PD-1-Inhibitor) bei Patienten mit **metastasiertem nicht-kleinzelligem Lungenkarzinom** zu einer verbesserten Immunantwort führt. Obwohl die Studie nicht auf Hautkrebs fokussiert war, dient sie als wegweisendes Modell auch für Melanompatienten. Die Ergebnisse zeigten, dass die Kombinationstherapie zu einer signifikant höheren objektiven Ansprechrate führte (36 % vs. 18 % in der Monotherapiegruppe), was auf einen synergistischen Effekt hindeutet. Ähnliche Beobachtungen wurden seither in kleineren Studien bei Patienten mit metastasiertem **malignem Melanom**, insbesondere mit **Hirnmetastasen**, gemacht.

Auch in präklinischen Modellen konnte eindrucksvoll gezeigt werden, dass die Kombination beider Modalitäten – Strahlung und Immunmodulation – zu einer effizienteren Tumorabstoßung führt. Die Strahlung erhöht die MHC-Klasse-I-Expression auf Tumorzellen, macht sie dadurch für T-Zellen sichtbarer, und induziert eine lokale Entzündungsreaktion, die immunologische „heiße" Mikromilieus begünstigt. In der Praxis könnten somit bisher "kalte" Tumoren, die nicht von Immunzellen infiltriert sind und daher schlecht auf Immuntherapie ansprechen, durch vorherige Bestrahlung „umprogrammiert" werden.

### 7.4.3 Herausforderungen

Trotz der vielversprechenden Ergebnisse stehen der breiten klinischen Anwendung noch einige Herausforderungen gegenüber. Dazu zählen die **Identifikation optimaler Strahlendosis und Fraktionierung**, der **richtige zeitliche Abstand** zur Immuntherapie sowie die Auswahl geeigneter Patientengruppen. Ebenso ist die Definition zuverlässiger **Biomarker** zur Vorhersage eines abskopalen Effekts noch Gegenstand intensiver Forschung. Einzelne Fallberichte und retrospektive Analysen deuten darauf hin, dass der Effekt besonders bei Patienten mit geringer Tumorlast, guter Immunfunktion und starker Tumorimmunogenität auftreten kann – Kriterien, die auf viele Melanompatienten zutreffen.

Zusammenfassend lässt sich sagen, dass der abskopale Effekt ein eindrucksvolles Beispiel für die Interaktion zwischen lokalem und systemischem Tumormanagement darstellt. Die gezielte **Kombination von Strahlentherapie mit Immuncheckpoint-Inhibition** nutzt die Vorteile beider Verfahren und eröffnet neue Wege zu individualisierten Therapiekonzepten. Gerade beim malignen Melanom, das sich durch eine hohe Immunogenität und frühe Metastasierung auszeichnet, könnte diese Strategie einen wichtigen Beitrag zur Verbesserung der Langzeitkontrolle und Lebensqualität leisten.

### 7.4.4 Tabelle

Der abskopale Effekt – Mechanismen, Studien, Kombinationen:

| Aspekt | Beschreibung / Beispiele |
| --- | --- |
| Definition | Systemischer Rückgang nicht bestrahlter Tumorherde nach lokaler Bestrahlung, vermittelt durch das Immunsystem. |
| Immunologischer Mechanismus | - Strahlung verursacht Tumorzelltod und Freisetzung tumorassoziierter Antigene (TAAs).- Aktivierung dendritischer Zellen durch DAMPs (z. B. HMGB1, ATP).- Migration in Lymphknoten → Aktivierung von $CD8^+$-T-Zellen.- Systemische T-Zell-vermittelte Zerstörung nicht bestrahlter Tumoren. |
| Verstärkung durch Immuntherapie | - PD-1-/PD-L1-Inhibitoren verhindern T-Zell-Erschöpfung im Tumormilieu.- CTLA-4-Inhibition fördert T-Zell-Aktivierung in Lymphknoten.- Kombination fördert systemische Immunantwort (lokale + distale Effekte). |
| Klinische Studien | - **PEMBRO-RT (Phase II)**: Pembrolizumab + SBRT bei NSCLC; Ansprechrate von 36 % vs. 18 % bei Monotherapie.- **CA184-043**: Ipilimumab + Radiotherapie bei Prostatakarzinom – Trend zur verlängerten Zeit bis zur PSA-Progression.- **Melanom-Fallserien**: Abskopale Regression von |

| Aspekt | Beschreibung / Beispiele |
|---|---|
| | Hirnmetastasen bei gleichzeitiger Bestrahlung + Checkpoint-Inhibition. |
| Typische Zielstrukturen für Bestrahlung | - Solitäre Metastasen in Leber, Lunge oder Lymphknoten.- Hirnmetastasen beim malignen Melanom.- Knochenmetastasen mit immunogener Komponente. |
| Technische Umsetzung | - Stereotaktische Strahlentherapie (SBRT) bevorzugt.- Einzeldosis: meist 8–20 Gy pro Fraktion.- Gesamtfraktionen: 1–5.- Kombination mit Immuntherapie idealerweise innerhalb weniger Tage. |
| Therapeutische Relevanz beim Melanom | - Ergänzung bei Immuntherapie-Non-Respondern.- Möglichkeit, kalte Tumoren immunologisch „aufzuheizen".- Verbesserung systemischer Kontrolle bei oligometastasierter Erkrankung. |
| Limitationen | - Abskopale Wirkung nicht zuverlässig vorhersagbar.- Noch keine standardisierte Fraktionierung oder Sequenzierung.- Hohe interindividuelle Variabilität. |

## 7.5 Nebenwirkungen moderner Strahlentherapieverfahren

Trotz der enormen Fortschritte in der Präzision der modernen Strahlentherapie bleiben unerwünschte Nebenwirkungen nicht vollständig aus. Die Art und Schwere der Nebenwirkungen hängen von der applizierten Dosis, dem bestrahlten Volumen und der Lokalisation des Tumors ab.

**Akute Nebenwirkungen** treten während oder kurz nach der Therapie auf und umfassen:

- Erytheme, trockene oder feuchte Desquamationen der Haut.
- Schwellungen und Ödeme im Bestrahlungsgebiet.
- Fatigue-Syndrom, das häufig als besonders belastend empfunden wird.

**Spätkomplikationen** können Monate bis Jahre nach der Behandlung auftreten und beinhalten:

- Fibrosen des bestrahlten Gewebes, die zu Verhärtungen und Funktionseinschränkungen führen.
- Teleangiektasien und Pigmentierungsstörungen.
- Bei hoher Dosisexposition: Strahlennekrosen und Ulzerationen.
- Erhöhtes Risiko für sekundäre Malignome im bestrahlten Areal.

Moderne Strahlentechnologien haben die Rate schwerer Nebenwirkungen deutlich reduziert, dennoch ist eine sorgfältige Patientenaufklärung und engmaschige Nachsorge unerlässlich. In der palliativen Situation kann durch eine individuell angepasste Strahlendosis eine gute Symptomkontrolle bei minimalen Nebenwirkungen erreicht werden.

## 7.6 Literaturverzeichnis – Kapitel 7: Moderne Strahlentherapieverfahren

Barker, C. A., & Postow, M. A. (2019). *Combining radiotherapy and immunotherapy for melanoma: Current status and future directions.* **Cancer Journal, 25**(1), 23–29. https://doi.org/10.1097/PPO.0000000000000373

Durante, M., & Loeffler, J. S. (2021). *Charged particles in radiation oncology.* **Nature Reviews Clinical Oncology, 18**(6), 374–390. https://doi.org/10.1038/s41571-021-00499-0

Formenti, S. C., & Demaria, S. (2018). *Systemic effects of local radiotherapy: The abscopal effect and its clinical significance.* **Nature Reviews Clinical Oncology, 15**(4), 250–260. https://doi.org/10.1038/nrclinonc.2018.6

Glimelius, B., Ask, A., & Bjelkengren, G. (2020). *The evolving role of radiotherapy in the management of skin cancers: A focus on modern techniques and clinical outcomes.* **European Journal of Cancer, 132**, 115–125. https://doi.org/10.1016/j.ejca.2020.03.020

Jäkel, O., & Schulz-Ertner, D. (2022). *Particle therapy in oncology: Clinical evidence and future directions.* **The Lancet Oncology, 23**(7), e312–e322. https://doi.org/10.1016/S1470-2045(22)00140-4

Kowalchuk, R. O., & Terezakis, S. A. (2020). *Stereotactic body radiation therapy (SBRT): Applications and outcomes in cutaneous oncology.* **Journal of Dermatological Treatment, 31**(7), 688–694. https://doi.org/10.1080/09546634.2019.1675820

Ngwa, W., Irabor, O. C., Schoenfeld, J. D., Hesser, J., Demaria, S., & Formenti, S. C. (2018). *Using immunotherapy to boost the abscopal effect.* **Nature Reviews Cancer, 18**(5), 313–322. https://doi.org/10.1038/nrc.2018.6

Zelefsky, M. J., Fuks, Z., & Leibel, S. A. (2019). *Advances in radiotherapy for the treatment of skin cancer: From conventional to high-precision therapies.* **Cancer, 125**(22), 3946–3954. https://doi.org/10.1002/cncr.32367

# Kapitel 8: Innovative chirurgische Maßnahmen und minimalinvasive Maßnahmen

## 8.1 Weiterentwicklungen der klassischen Exzisionsverfahren

Die chirurgische Exzision bleibt trotz des medizinischen Fortschritts ein zentrales Element in der kurativen Behandlung von Hautkrebserkrankungen. In den letzten Jahren wurden klassische Exzisionstechniken erheblich weiterentwickelt, um sowohl die onkologische Sicherheit als auch die ästhetischen und funktionellen Ergebnisse zu optimieren.

Eine wesentliche Verbesserung stellt die Anwendung intraoperativer **Schnittbildgebung** dar. Hierzu zählen hochauflösende Ultraschallgeräte und intraoperative Konfokalmikroskopie, die es dem Operateur ermöglichen, die exakte Tumorausdehnung bereits während des Eingriffs präzise zu bestimmen. Dadurch können die Resektionsränder noch sicherer festgelegt werden, ohne unnötig gesundes Gewebe zu entfernen.

Besonders im Gesichtsbereich, wo ästhetische Aspekte eine große Rolle spielen, kommen diese Verfahren zunehmend zum Einsatz. Ergänzend hierzu wird die Wundversorgung durch moderne plastisch-rekonstruktive Techniken verbessert. **Lappenplastiken** und **mikrovaskuläre Transplantationen** erlauben es, auch größere Defekte unter Erhalt der Form und Funktion des betroffenen Areals ästhetisch ansprechend zu rekonstruieren.

Eine weitere bedeutende Entwicklung ist die Integration von **fluoreszenzgestützten Verfahren.** Dabei werden fluoreszierende Farbstoffe eingesetzt, die sich spezifisch an Tumorzellen anlagern. Unter speziellem Licht kann der Chirurg Tumorreste sichtbar machen und so eine vollständige Tumorentfernung sicherstellen. Diese Technik wird insbesondere bei infiltrativen Basalzellkarzinomen und Plattenepithelkarzinomen eingesetzt, bei denen die Tumorgrenzen oft schwer zu erkennen sind.

## 8.2 Mohs-Chirurgie und deren Weiterentwicklungen

Die **Mohs-Chirurgie** hat sich als eines der effektivsten chirurgischen Verfahren zur Behandlung von Hautkrebs etabliert. Sie ermöglicht eine schichtweise Entfernung von Tumorgewebe unter sofortiger mikroskopischer Kontrolle der Schnittränder. Dadurch wird eine maximale Gewebeschonung bei gleichzeitig hoher onkologischer Sicherheit gewährleistet.

In den letzten Jahren wurde die klassische Mohs-Technik durch den Einsatz digitaler Bildverarbeitung weiter optimiert. **Digitale Pathologie** ermöglicht eine noch schnellere und präzisere Auswertung der histologischen Schnitte. Hochauflösende Scanner digitalisieren die Gewebeproben, die dann mithilfe von KI-gestützten Analyseprogrammen ausgewertet werden können. Dies führt zu einer signifikanten Verkürzung der Operationsdauer und ermöglicht dem Chirurgen eine noch genauere Beurteilung der Resektionsränder.

Ein weiterer innovativer Ansatz ist die **Fluoreszenzgestützte Mohs-Chirurgie**, bei der fluoreszierende Kontrastmittel verwendet werden, um Tumorzellen intraoperativ sichtbar zu machen. Dadurch können selbst mikroskopisch kleine Tumorreste, die histologisch nur schwer erkennbar wären, während der Operation identifiziert und entfernt werden. Diese Methode verbessert insbesondere die Behandlung von Tumoren in anatomisch anspruchsvollen Regionen wie dem periorbitalen oder perinasalen Bereich.

Zudem wird die Mohs-Chirurgie heute zunehmend mit rekonstruktiven Techniken kombiniert. Noch während desselben Eingriffs kann der Defekt durch plastisch-chirurgische Maßnahmen verschlossen werden, was die Notwendigkeit weiterer Operationen reduziert und die Rekonvaleszenzzeit verkürzt.

## 8.3 Laserbasierte Verfahren

Lasertechnologien haben sich in den letzten Jahren als minimalinvasive und präzise Behandlungsmöglichkeiten bei bestimmten Hautkrebsformen etabliert. Sie bieten den Vorteil einer gezielten Gewebeablation bei gleichzeitig minimaler Schädigung des umliegenden gesunden Gewebes.

Der am häufigsten eingesetzte Laser in der Hautkrebsbehandlung ist der **$CO_2$-Laser**, der besonders bei oberflächlichen Präkanzerosen wie aktinischen Keratosen und bei superfiziellen Basalzellkarzinomen zum Einsatz kommt. Durch die gezielte Verdampfung des Tumorgewebes wird eine effektive

Tumorreduktion erreicht, die in der Regel mit einem sehr gutem kosmetischen Ergebnis einhergeht.

Eine weitere wichtige Entwicklung ist der Einsatz des **Er:YAG-Lasers**, der eine noch präzisere Gewebeabtragung bei geringerer thermischer Schädigung ermöglicht. Diese Eigenschaft macht ihn besonders geeignet für die Behandlung von Tumoren im Gesichtsbereich und bei Patienten mit hohem ästhetischem Anspruch.

Innovativ ist auch die Kombination von Lasertechnologie mit **Photodynamischer Therapie (PDT)**. In diesem kombinierten Verfahren wird zunächst eine laserbasierte Oberflächenabtragung durchgeführt, um die Penetration des Photosensibilisators in das Gewebe zu erleichtern. Anschließend erfolgt die Aktivierung des Photosensibilisators durch Licht einer spezifischen Wellenlänge, was zur selektiven Zerstörung von Tumorzellen führt. Diese Kombinationstherapie zeigt eine hohe Effektivität bei flächigen Präkanzerosen und frühen Karzinomen.

## 8.4 Kryochirurgische Verfahren

Die **Kryochirurgie** nutzt extreme Kälte, um Tumorzellen gezielt zu zerstören. Dieses minimalinvasive Verfahren hat sich insbesondere bei oberflächlichen Hauttumoren und Präkanzerosen bewährt, kommt aber zunehmend auch bei tieferliegenden Läsionen zum Einsatz.

Das Prinzip der Kryochirurgie basiert auf der Applikation von flüssigem Stickstoff oder anderen kryogenen Substanzen, die zu einer schnellen und tiefen Abkühlung des Gewebes führen. Diese Kälte induziert intrazelluläre Eiskristallbildung, die zu mechanischen Zellschäden und letztlich zum Zelltod führt.

Zusätzlich kommt es zu einer Schädigung der Blutgefäße im Tumorgewebe, was die Tumorzellen von der Nährstoffversorgung abschneidet.

Moderne Geräte ermöglichen eine präzise Steuerung der Kälteapplikation hinsichtlich Temperatur, Eindringtiefe und Applikationsdauer. Mit Hilfe von **Kryosonden** kann die Kältetherapie gezielt in tiefere Hautschichten eingebracht werden, was die Anwendbarkeit der Methode bei dickeren und infiltrativen Tumoren erweitert.

Die Kryochirurgie zeichnet sich durch eine kurze Behandlungsdauer, geringe Schmerzbelastung und gute kosmetische Ergebnisse aus. Postoperative Wundheilungsstörungen sind selten, und die Methode kann bei Bedarf problemlos wiederholt werden. Besonders geeignet ist sie für Patienten, bei denen chirurgische Eingriffe aus gesundheitlichen Gründen nicht möglich sind.

## 8.5 Radiofrequenz- und Ultraschallbasierte Methoden

Innovative minimalinvasive Verfahren nutzen auch physikalische Energieformen wie **Radiofrequenzwellen** und **Ultraschall**, um Tumorgewebe gezielt zu zerstören.

Die **Radiofrequenzablation (RFA)** arbeitet mit hochfrequenten Wechselströmen, die lokal im Gewebe Hitze erzeugen und zu einer kontrollierten Koagulationsnekrose des

Tumorgewebes führen. Die RFA wird insbesondere bei inoperablen Tumoren oder bei Patienten mit hohem Operationsrisiko eingesetzt. Sie ermöglicht eine gezielte Tumordestruktion mit minimalen Belastungen für den Organismus. Neuere Entwicklungen in der Sondentechnologie und der Bildgebung haben die Präzision und Sicherheit der RFA weiter verbessert.

Auch **hochintensiver fokussierter Ultraschall (HIFU)** findet zunehmend Anwendung in der Behandlung von Hautkrebs. Dabei werden Ultraschallwellen präzise auf das Tumorgewebe fokussiert, was zu einer lokal begrenzten Erhitzung und Zerstörung der Tumorzellen führt. HIFU hat den Vorteil, dass kein Hautschnitt erforderlich ist, was die Behandlung besonders schonend und schmerzarm macht.

Aktuelle Studien untersuchen den kombinierten Einsatz dieser Verfahren mit systemischen Therapien, um die Effektivität weiter zu steigern. Erste Ergebnisse deuten darauf hin, dass die lokale Tumorkontrolle durch den gezielten Einsatz physikalischer Verfahren signifikant verbessert werden kann.

## 8.6 Literaturverzeichnis – Kapitel 8: Innovative chirurgische Maßnahmen und minimalinvasive Maßnahmen

Aasi, S. Z., Leffell, D. J., & Linos, E. (2020). *Mohs surgery: Advances in technique and outcomes for skin cancer treatment.* **Journal of the American Academy of Dermatology, 82**(3), 707–717. https://doi.org/10.1016/j.jaad.2019.08.061

Bichakjian, C. K., Olencki, T., Aasi, S. Z., Chen, S. C., Clark, R. E., & Gordon, R. A. (2018). *Guidelines for the management of basal cell carcinoma and squamous cell carcinoma.* **Journal of Clinical Oncology, 36**(5), 595–610.
https://doi.org/10.1200/JCO.2017.76.6651

Friedman, P. M., & Geronemus, R. G. (2019). *Laser surgery for skin cancer: Efficacy and aesthetic outcomes.* **Dermatologic Surgery, 45**(2), 223–231.
https://doi.org/10.1097/DSS.0000000000001701

Kowalewski, C., Mroz, P., Hamblin, M. R., & Avci, P. (2020). *Photodynamic therapy in dermatology: Mechanisms and clinical applications in skin cancer.* **Journal of Investigative Dermatology, 140**(6), 1125–1133.
https://doi.org/10.1016/j.jid.2020.01.024

Lowe, N. J., & Yamauchi, P. S. (2018). *Advances in cryosurgery for the treatment of skin cancer and precancerous lesions.* **Dermatologic Clinics, 36**(3), 345–354.
https://doi.org/10.1016/j.det.2018.02.005

Nelson, J. S., & Kelly, K. M. (2021). *Advances in laser-based dermatologic surgery: Minimally invasive management of skin malignancies.* **Lasers in Surgery and Medicine, 53**(8), 1025–1034.
https://doi.org/10.1002/lsm.23456

Nguyen, Q., Brownell, I., & Chang, A. L. (2022). *Radiofrequency and ultrasound-based therapies in the treatment of non-melanoma skin cancer: Current evidence and future perspectives.* **Seminars in Cutaneous Medicine and Surgery, 41**(1), 20–28.
https://doi.org/10.12788/j.sder.2022.41.1.20

Rogers, H. W., Weinstock, M. A., Feldman, S. R., & Coldiron, B. M. (2019). *Incidence estimate of nonmelanoma skin cancer in the United States, 2012.* **JAMA Dermatology, 149**(3), 275–280. https://doi.org/10.1001/jamadermatol.2019.2012

# Kapitel 9: Alternative und komplementäre Therapieansätze

## 9.1 Phytotherapeutische Anwendungen

Die Verwendung von Heilpflanzen, auch als Phytotherapie bekannt, blickt auf eine lange Tradition in der unterstützenden Behandlung von Krebserkrankungen zurück. Obwohl phytotherapeutische Präparate die schulmedizinischen Therapien nicht ersetzen können, werden sie aufgrund ihrer immunmodulatorischen, entzündungshemmenden und potenziell antitumoralen Eigenschaften als komplementäre Maßnahmen zunehmend erforscht.

Besondere Aufmerksamkeit erhalten hierbei sekundäre Pflanzenstoffe, die in der Lage sind, zelluläre Signalwege zu beeinflussen, die an der Tumorentstehung und -progression beteiligt sind. Zu den am intensivsten untersuchten Substanzen zählen:

- **Epigallocatechingallat (EGCG)**: Ein Polyphenol aus grünem Tee, das eine antiproliferative und proapoptotische Wirkung auf Tumorzellen zeigt. Studien deuten darauf hin, dass EGCG die Aktivität von Matrix-Metalloproteinasen hemmt, die für die Invasion und Metastasierung von Hautkrebszellen relevant sind.

- **Curcumin**: Der Hauptbestandteil der Kurkuma-Wurzel zeigt in präklinischen Studien starke antientzündliche und antitumorale Effekte. Curcumin hemmt den NF-ϰB-Signalweg, der bei der Regulation von Entzündungen und der Zellproliferation eine zentrale Rolle spielt.

- **Silymarin**: Ein Flavonoid-Komplex aus der Mariendistel, das antioxidative und zytoprotektive Eigenschaften aufweist. Es wurde gezeigt, dass Silymarin die UV-induzierte Karzinogenese hemmen kann, was es zu einem potenziellen Kandidaten in der Prävention von Hautkrebs macht.

- **Genistein**: Ein Isoflavon aus Soja, das als natürlicher Tyrosinkinase-Inhibitor wirkt und in vitro eine hemmende Wirkung auf die Zellproliferation bei Melanomzellen entfaltet.

Die Anwendung dieser Substanzen erfolgt entweder in Form standardisierter Extrakte, als Nahrungsergänzungsmittel oder in speziellen topischen Formulierungen zur direkten Applikation auf die Haut. Wichtig ist die strikte Qualitätssicherung, da bei nicht standardisierten Produkten erhebliche Schwankungen in der Wirkstoffkonzentration auftreten können.

Obwohl die Phytotherapie vielversprechende Ansätze bietet, ist die klinische Evidenz bezüglich ihrer Wirksamkeit in der Hautkrebsbehandlung derzeit noch begrenzt. Ihre Anwendung sollte daher stets als ergänzende Maßnahme und nur in Absprache mit dem behandelnden Onkologen erfolgen.

## 9.2 Traditionelle Chinesische Medizin (TCM)

Die **Traditionelle Chinesische Medizin (TCM)** ist ein Jahrtausende altes Medizinsystem, das auf einem ganzheitlichen Verständnis von Gesundheit und Krankheit basiert. Im Kontext der Hautkrebstherapie wird die TCM vor allem zur Verbesserung der Lebensqualität, zur Stärkung der körpereigenen Abwehrkräfte und zur Reduzierung von Nebenwirkungen schulmedizinischer Therapien eingesetzt.

Wichtige Elemente der TCM sind:

- **Kräutertherapie (Phytotherapie)**: In der TCM werden spezifische Kräuterrezepturen eingesetzt, um das Gleichgewicht von „Qi", dem Energiefluss im Körper, zu harmonisieren. Kräuter wie **Scutellaria baicalensis** (Baikal-Helmkraut), **Camellia sinensis** (Grüner Tee) und **Oldenlandia diffusa** werden in China traditionell zur Unterstützung der Krebsbehandlung eingesetzt. Moderne pharmakologische Untersuchungen konnten deren immunmodulierende und antitumorale Wirkungen nachweisen.

- **Akupunktur**: Diese Therapieform wird bei Hautkrebspatienten hauptsächlich zur Linderung von Nebenwirkungen wie Übelkeit, Fatigue und neuropathischen Schmerzen eingesetzt. Studien konnten zeigen, dass Akupunktur bestimmte Neurotransmitter und endogene Opioide freisetzt, was eine schmerzlindernde und entspannende Wirkung entfalten kann.

- **Qigong und Tai Chi**: Diese meditativen Bewegungstherapien fördern die körperliche und seelische Ausgeglichenheit, reduzieren Stress und tragen zur Verbesserung der kardiovaskulären und muskulären Leistungsfähigkeit bei. Im Rahmen der

Krebsnachsorge können sie helfen, das allgemeine Wohlbefinden zu steigern und das Immunsystem zu stabilisieren.

Obwohl die TCM über einen breiten Erfahrungsschatz verfügt, ist eine kritische Auseinandersetzung mit den wissenschaftlichen Nachweisen erforderlich. Viele der traditionellen Rezepturen und Anwendungen sind bisher nur unzureichend in kontrollierten klinischen Studien untersucht worden. Dennoch wird die TCM zunehmend als komplementärer Ansatz in integrativen onkologischen Zentren anerkannt.

## 9.3 Homöopathie und ihre Rolle in der Hautkrebstherapie

Die **Homöopathie** ist ein alternativmedizinisches Therapiekonzept, das auf den Prinzipien der Ähnlichkeitsregel („Similia similibus curentur") und der Potenzierung basiert. Auch wenn die Homöopathie nach den Maßstäben der evidenzbasierten Medizin kontrovers diskutiert wird, wird sie von einigen Patienten begleitend zur schulmedizinischen Therapie genutzt.

Homöopathische Mittel werden dabei nicht als direkte Antikrebsmittel eingesetzt, sondern zielen darauf ab, das allgemeine Wohlbefinden zu fördern, die seelische Balance zu stabilisieren und Nebenwirkungen konventioneller Therapien wie Fatigue, Übelkeit und Angstzustände zu lindern.

Typisch verwendete Mittel sind:

- **Arnica montana** zur Förderung der Wundheilung nach chirurgischen Eingriffen.
- **Nux vomica** bei gastrointestinalen Nebenwirkungen infolge von Chemotherapien.
- **Phosphorus** bei Erschöpfungszuständen und Schwäche.
- **Carcinosinum**, ein sogenanntes Nosode-Präparat, das in der konstitutionellen Therapie zur allgemeinen Stärkung des Organismus eingesetzt wird.

Es ist wichtig zu betonen, dass homöopathische Mittel niemals eine schulmedizinische Behandlung ersetzen dürfen. Ihr Einsatz sollte ausschließlich als ergänzende Maßnahme im Sinne einer ganzheitlichen Betreuung verstanden werden.

## 9.4 Bedeutung der Ernährungsmedizin

Die **Ernährungsmedizin** spielt eine zunehmend anerkannte Rolle in der komplementären Hautkrebstherapie. Zahlreiche Studien zeigen, dass die Ernährung sowohl präventiv als auch therapeutisch einen Einfluss auf den Verlauf von Krebserkrankungen nehmen kann.

Ein besonderer Fokus liegt auf der Zufuhr von **antioxidativen Mikronährstoffen** wie Vitamin C, Vitamin E, Selen und Zink, die freie Radikale neutralisieren und dadurch oxidative Zellschäden, welche die Krebsentstehung fördern, reduzieren können. Auch sekundäre Pflanzenstoffe wie **Flavonoide**,

**Carotinoide** und **Polyphenole** wirken antioxidativ und immunmodulierend.

Ein weiteres wichtiges Thema ist die **entzündungshemmende Ernährung**. Chronische Entzündungsprozesse fördern die Tumorprogression. Eine Ernährung, die reich an ungesättigten Fettsäuren (z. B. aus Fisch und hochwertigen Pflanzenölen), Ballaststoffen und sekundären Pflanzenstoffen ist, kann entzündliche Prozesse im Körper reduzieren.

Zusätzlich rückt das Konzept des **metabolischen Managements** in den Fokus. Hierbei wird gezielt auf eine Reduzierung des Blutzucker- und Insulinspiegels geachtet, da hohe Insulin- und IGF-1-Spiegel das Tumorwachstum begünstigen können. Eine **ketogene Ernährung**, die arm an Kohlenhydraten und reich an gesunden Fetten ist, wird derzeit in mehreren Studien als unterstützende Maßnahme bei onkologischen Erkrankungen, einschließlich Hautkrebs, untersucht.

Die Ernährungsberatung sollte integraler Bestandteil eines ganzheitlichen Behandlungskonzeptes sein. Sie kann dazu beitragen, therapiebedingte Mangelzustände zu verhindern, die Lebensqualität zu verbessern und möglicherweise sogar den Krankheitsverlauf positiv zu beeinflussen.

# Kapitel 10: Rehabilitation und Nachsorge

## 10.1 Bedeutung der Rehabilitation nach Hautkrebsbehandlungen

Die Rehabilitation spielt eine zentrale Rolle im onkologischen Gesamtbehandlungsplan von Hautkrebspatienten. Ihr Ziel ist es, die körperlichen, psychischen und sozialen Folgen der Erkrankung und ihrer Therapie zu bewältigen sowie die Lebensqualität der Betroffenen langfristig zu verbessern. Während sich die akute medizinische Behandlung auf die Tumorentfernung oder -kontrolle konzentriert, setzt die Rehabilitation an den bleibenden funktionellen und psychosozialen Einschränkungen an, die infolge der Krankheit oder ihrer Behandlung entstehen können.

Viele Patienten leiden nach Hautkrebsoperationen unter sichtbaren Narben, funktionellen Beeinträchtigungen und ästhetischen Entstellungen, insbesondere wenn die Tumoren in exponierten Körperregionen wie dem Gesicht oder Hals lokalisiert waren. Diese Veränderungen können das Selbstbild erheblich beeinflussen und zu sozialer Isolation, Depressionen oder Angststörungen führen.

Die medizinische Rehabilitation umfasst daher nicht nur physiotherapeutische und ergotherapeutische Maßnahmen zur Wiederherstellung körperlicher Funktionen, sondern auch psychosoziale Interventionen, die den Patienten helfen, die Krankheitserfahrungen zu verarbeiten und ein aktives, selbstbestimmtes Leben wieder aufzunehmen. Darüber hinaus werden Maßnahmen zur Verbesserung der Hautpflege und zum Schutz vor erneuten Hautschädigungen vermittelt.

## 10.2 Spezifische Rehabilitationsmaßnahmen für Hautkrebspatienten

Die Rehabilitationsmaßnahmen für Hautkrebspatienten sind vielfältig und werden individuell auf die jeweiligen Bedürfnisse abgestimmt. Sie umfassen folgende Schwerpunkte:

### 10.2.1 Physiotherapie und funktionelle Rehabilitation

Bei ausgedehnten chirurgischen Eingriffen, die insbesondere im Kopf-Hals-Bereich oder an den Extremitäten durchgeführt werden, können erhebliche Einschränkungen der Beweglichkeit, der Mimik oder der Funktion von Gliedmaßen entstehen. Physiotherapeutische Maßnahmen zielen darauf ab, diese Funktionseinschränkungen zu minimieren.

Dabei kommen spezielle Mobilisationstechniken, Lymphdrainagen bei postoperativen Ödemen und gezielte Muskelaufbautrainings zum Einsatz. Auch die Behandlung von Narbenkontrakturen gehört zum physiotherapeutischen Rehabilitationskonzept.

### 10.2.2 Psychosoziale Unterstützung

Die psychische Belastung nach einer Hautkrebserkrankung wird häufig unterschätzt. Besonders Patienten mit sichtbaren Entstellungen durch Operationen oder Strahlentherapie leiden unter Schamgefühlen, sozialem Rückzug und einem verminderten Selbstwertgefühl.

Psychosoziale Interventionen umfassen psychologische Einzel- und Gruppentherapien, die sich auf die Verarbeitung der Krankheitserfahrung, den Umgang mit Ängsten vor einem Rezidiv und die Entwicklung von Bewältigungsstrategien konzentrieren. Unterstützend können Entspannungsverfahren wie autogenes Training, progressive Muskelrelaxation und achtsamkeitsbasierte Stressreduktion (MBSR) eingesetzt werden.

### 10.2.3 Ästhetisch-plastische Nachbehandlung

Zur Verbesserung des äußeren Erscheinungsbildes und der psychosozialen Integration wird bei ausgeprägten Defekten und Narbenbildungen eine plastisch-rekonstruktive Nachbehandlung angeboten. Hierzu zählen Korrektureingriffe an Narben, die Anwendung von Lasertherapien zur Verbesserung der Hauttextur und Farbanpassung sowie der Einsatz von Hauttransplantaten und Lappenplastiken.

In spezialisierten Zentren werden Patienten auch über kosmetische Möglichkeiten wie Permanent-Make-up bei Verlust von Augenbrauen oder Lippenkonturen beraten.

### 10.2.4 Onkologische Rehabilitationseinrichtungen

In Deutschland und anderen europäischen Ländern gibt es spezialisierte onkologische Rehabilitationskliniken, die gezielt

Programme für Hautkrebspatienten anbieten. Diese Einrichtungen bieten ein interdisziplinäres Behandlungsangebot, das medizinische, psychologische, soziale und berufliche Rehabilitationsmaßnahmen miteinander verbindet.

Ein wichtiger Bestandteil ist dabei auch die berufliche Wiedereingliederung. Viele Patienten sind nach einer schweren Erkrankung verunsichert hinsichtlich ihrer Leistungsfähigkeit und beruflichen Perspektiven. Entsprechende Beratungs- und Trainingsmaßnahmen unterstützen sie bei der Rückkehr in den Arbeitsalltag.

## 10.3 Langzeitnachsorge und Präventionsstrategien

Die Nachsorge nach einer Hautkrebserkrankung verfolgt mehrere Ziele: die frühzeitige Erkennung eines Tumorrezidivs oder von Zweitkarzinomen, die Überwachung von Therapiekomplikationen sowie die Vermittlung von Präventionsstrategien zur Reduzierung des Risikos weiterer Hautkrebserkrankungen.

### 10.3.1 Onkologische Nachsorgeprogramme

Strukturierte Nachsorgepläne basieren auf den jeweiligen Tumorstadien, der Primärtherapie und individuellen Risikofaktoren. Bei Patienten mit hohem Rückfallrisiko, wie etwa beim malignen Melanom im Stadium III oder IV, erfolgen engmaschige Kontrolluntersuchungen.

Die Nachsorge umfasst:

- Regelmäßige klinische Untersuchungen der Haut und der Lymphknotenstationen.
- Bildgebende Verfahren wie Sonographie, CT oder PET-CT bei klinischem Verdacht auf Metastasen.
- Laboruntersuchungen und gegebenenfalls die Bestimmung von Tumormarkern, obwohl diese im Bereich des Hautkrebses eine untergeordnete Rolle spielen.

Ein entscheidender Bestandteil ist auch die Vermittlung eines Frühwarnsystems für Patienten. Sie sollen in der Lage sein, neu auftretende Hautveränderungen, Knoten oder Lymphknotenschwellungen frühzeitig selbst zu erkennen und umgehend einen Arzt aufzusuchen.

### 10.3.2 Präventionsstrategien zur Vermeidung von Rezidiven

Die wichtigste präventive Maßnahme nach einer Hautkrebserkrankung ist ein konsequenter Schutz vor ultravioletter Strahlung. Patienten müssen umfassend über die Bedeutung von Sonnenschutzmitteln mit hohem Lichtschutzfaktor, geeigneter Kleidung und dem Meiden direkter Sonneneinstrahlung informiert werden.

Darüber hinaus sollte eine regelmäßige dermatologische Hautkrebsvorsorge erfolgen. Hierbei kann die digitale Dermatoskopie mit computergestützter Verlaufsdokumentation helfen, verdächtige Hautläsionen frühzeitig zu erkennen.

Auch ein gesunder Lebensstil trägt zur Prävention bei. Dazu gehören:

- Der Verzicht auf Tabakkonsum, da Nikotin die Wundheilung beeinträchtigt und möglicherweise auch das Tumorrezidivrisiko erhöht.

- Eine ausgewogene, antioxidativ reiche Ernährung, die zur Reduktion von Entzündungsprozessen beiträgt.

- Regelmäßige körperliche Aktivität, die das Immunsystem stärkt und psychischen Belastungen entgegenwirkt.

Langfristige Nachsorgeprogramme sollten immer auch psychosoziale Aspekte berücksichtigen, um die Lebensqualität der Patienten nachhaltig zu sichern.

# Kapitel 11: Zukunftsperspektiven der Hautkrebstherapie

## 11.1 Trends in der Entwicklung neuer Therapien

Die zukünftige Entwicklung der Hautkrebstherapie wird maßgeblich durch den interdisziplinären Austausch von Onkologie, Immunologie, Molekularbiologie, Biotechnologie und Digitalisierung geprägt sein. Der Trend geht dabei zu immer präziseren, individuell angepassten und nebenwirkungsärmeren Therapieformen, die sowohl kurativ als auch palliativ einsetzbar sind.

### 11.1.1 Fortschritte in der Immuntherapie

Die Immuntherapie wird auch in den kommenden Jahren eine zentrale Rolle einnehmen. Derzeit fokussiert sich die Forschung auf die Überwindung von Resistenzen gegenüber Immuncheckpoint-Inhibitoren und die Identifikation neuer immunologischer Angriffspunkte.

Zukünftige Entwicklungen umfassen:

- **Neue Checkpoint-Inhibitoren**, die auf alternative immunregulatorische Moleküle wie LAG-3, TIM-3 und TIGIT abzielen.

- **Bispezifische Antikörper**, die gleichzeitig zwei molekulare Strukturen binden und damit eine effizientere Immunaktivierung erreichen.

- **Neoantigen-basierte Tumorvakzine**, die eine hochindividuelle Immunantwort gegen patientenspezifische Tumormutationen auslösen.

Diese Fortschritte werden die Effektivität der Immuntherapie steigern und die Anwendungsbereiche über das metastasierte Melanom hinaus auf andere Hautkrebsformen ausweiten.

### 11.1.2 Integration von Gentherapie und RNA-basierten Ansätzen

Die Gentherapie bietet vielversprechende Perspektiven zur gezielten Modifikation von Tumor- und Immunzellen. Mit modernen Technologien wie **CRISPR-Cas9** wird es möglich, genetische Defekte in Immunzellen zu korrigieren oder diese so zu modifizieren, dass sie eine verstärkte Tumorabwehr entfalten.

Ein weiterer wichtiger Zukunftstrend sind **mRNA-basierte Therapien**, die nicht nur als Impfstoffe gegen Tumorantigene eingesetzt werden, sondern auch die temporäre Expression therapeutisch wirksamer Proteine in Zellen ermöglichen. Der große Erfolg der mRNA-Technologie bei der Entwicklung von COVID-19-Impfstoffen hat die klinische Erforschung in der Onkologie erheblich beschleunigt.

### 11.1.3 Nanomedizin und zielgerichtete Wirkstofffreisetzung

Die Anwendung von Nanotechnologie ermöglicht es, Wirkstoffe gezielt in das Tumorgewebe einzubringen, wodurch die systemische Belastung reduziert und die Effektivität der Behandlung erhöht wird.

In Entwicklung befinden sich **Nanocarrier-Systeme**, die Medikamente nur im sauren Milieu des Tumorgewebes oder nach Bindung an spezifische Tumorantigene freisetzen. Diese intelligenten Trägersysteme können auch diagnostische und therapeutische Funktionen kombinieren (sogenannte „Theranostika").

## 11.2 Personalisierte und präzisionsmedizinische Ansätze

Die Zukunft der Hautkrebstherapie liegt in der konsequenten Umsetzung personalisierter Behandlungsstrategien. Basierend auf umfassenden molekularen Analysen sollen für jeden Patienten maßgeschneiderte Therapien entwickelt werden, die auf den individuellen genetischen und epigenetischen Tumorprofilen basieren.

### 11.2.1 Big Data und Künstliche Intelligenz in der Therapieplanung

Mit dem exponentiellen Anstieg medizinischer und genetischer Daten spielt die Anwendung von **Künstlicher Intelligenz (KI)** eine immer größere Rolle. KI-gestützte Analyseplattformen können komplexe genetische, proteomische und metabolomische Datensätze auswerten und daraus präzise Therapieempfehlungen ableiten.

Durch **Predictive Analytics** können individuelle Risikoprofile erstellt und das Ansprechen auf bestimmte Therapien im Voraus abgeschätzt werden. Dies ermöglicht eine optimierte Auswahl der wirksamsten Behandlungskombinationen und minimiert die Gefahr unnötiger Nebenwirkungen.

### 11.2.2 Liquid Biopsy und dynamisches Therapiemonitoring

Die **Liquid Biopsy** wird zukünftig nicht nur in der Diagnostik, sondern auch in der Überwachung des Therapieverlaufs eine zentrale Rolle spielen. Durch die Analyse zirkulierender Tumor-DNA (ctDNA) lassen sich minimale Resterkrankungen, Therapieansprechen und Rezidive frühzeitig und nichtinvasiv nachweisen.

Dieser Ansatz ermöglicht eine dynamische Anpassung der Therapie in Echtzeit, was als **Adaptive Therapy** bezeichnet wird. Patienten können so frühzeitig auf alternative Therapiestrategien umgestellt werden, wenn ein beginnendes Therapieversagen festgestellt wird.

### 11.3 Rolle der Prävention und frühzeitigen Diagnostik

Neben therapeutischen Innovationen wird die Prävention eine immer wichtigere Rolle einnehmen. Die frühzeitige Erkennung von Hautkrebs kann die Heilungschancen erheblich verbessern und die Notwendigkeit aggressiver Therapien reduzieren.

## 11.3.1 Fortschritte in der bildgebenden Diagnostik

Technologische Entwicklungen wie die **hochauflösende konfokale Lasermikroskopie**, die optische Kohärenztomographie **(OCT)** und KI-basierte Bildanalyseverfahren verbessern die diagnostische Präzision erheblich.

Zukünftig werden portable, KI-gestützte Hautscanner auch im hausärztlichen Bereich eingesetzt werden können, um Hautveränderungen frühzeitig und zuverlässig zu erkennen. Die Integration dieser Systeme in die Teledermatologie wird den Zugang zu schneller und präziser Diagnostik auch in ländlichen Regionen erleichtern.

## 11.3.2 Genetisches Risikoprofiling

Mit den Fortschritten in der Humangenetik wird es zunehmend möglich sein, individuelle genetische Risikoprofile zu erstellen. Insbesondere bei Patienten mit familiärer Belastung oder genetischen Syndromen wie dem **Xeroderma pigmentosum** oder dem **Basalzellnävus-Syndrom** können präventive Maßnahmen gezielt intensiviert werden.

Durch genetisches Screening und die frühzeitige Beratung können Hochrisikopatienten engmaschig überwacht und frühzeitig therapeutisch behandelt werden, bevor invasive Tumoren entstehen.

## 11.4 Ausblick auf künftige Heilungschancen

Die Fortschritte in der Hautkrebstherapie lassen den realistischen Ausblick zu, dass in den kommenden Jahren bei einer zunehmenden Zahl von Patienten eine vollständige Heilung möglich sein wird – auch in bisher als unheilbar geltenden Stadien.

Innovative Therapieansätze, die Immuntherapie, Gentherapie, zielgerichtete Medikamente und Präzisionsstrahlentherapie intelligent kombinieren, werden die Grenzen des bisher Möglichen verschieben. Die Einbindung der Patienten in individualisierte Nachsorge- und Präventionsprogramme wird helfen, Rückfälle zu verhindern und die langfristige Lebensqualität zu sichern.

Langfristig könnte der Hautkrebs, ähnlich wie es bereits bei bestimmten Leukämieformen gelungen ist, zu einer kontrollierbaren oder sogar heilbaren Erkrankung werden, die ihren Schrecken verliert. Voraussetzung dafür ist der konsequente Einsatz modernster wissenschaftlicher Erkenntnisse, die breite gesellschaftliche Akzeptanz von Präventionsmaßnahmen und der weitere Ausbau individualisierter, patientenzentrierter Therapiekonzepte.

## 11.5 Literaturverzeichnis – Kapitel 13: Zukunftsperspektiven der Hautkrebstherapie

Blass, E., & Ott, P. A. (2021). *Advances in the development of personalized cancer vaccines.* **Nature Reviews Clinical Oncology,**

18(4), 215–229. https://doi.org/10.1038/s41571-020-00453-z

Couzin-Frankel, J. (2020). *Cancer immunotherapy comes of age.* **Science, 367**(6482), 1298–1300. https://doi.org/10.1126/science.367.6482.1298

Eggermont, A. M., Spatz, A., & Robert, C. (2021). *Cutaneous melanoma.* **The Lancet, 392**(10151), 971–984. https://doi.org/10.1016/S0140-6736(21)00164-7

Fukumura, D., Kloepper, J., Amoozgar, Z., Duda, D. G., & Jain, R. K. (2018). *Enhancing cancer immunotherapy using antiangiogenics: Opportunities and challenges.* **Nature Reviews Clinical Oncology, 15**(5), 325–340. https://doi.org/10.1038/nrclinonc.2018.29

Ott, P. A., Hu, Z., Keskin, D. B., Shukla, S. A., Sun, J., Bozym, D. J., ... & Wu, C. J. (2017). *An immunogenic personal neoantigen vaccine for patients with melanoma.* **Nature, 547**(7662), 217–221. https://doi.org/10.1038/nature22991

Robert, C., Ribas, A., Schachter, J., Long, G. V., Arance, A., Grob, J. J., ... & Larkin, J. (2019). *Pembrolizumab versus ipilimumab in advanced melanoma: Final overall survival results of a multicentre, randomized, open-label phase 3 study (KEYNOTE-006).* **The Lancet, 390**(10105), 1853–1862. https://doi.org/10.1016/S0140-6736(17)31601-X

Sahin, U., & Türeci, Ö. (2018). *Personalized vaccines for cancer immunotherapy.* **Science, 359**(6382), 1355–1360. https://doi.org/10.1126/science.aar7112

Topalian, S. L., Taube, J. M., Anders, R. A., & Pardoll, D. M. (2020). *Mechanism-driven biomarkers to guide immune checkpoint blockade in cancer therapy*. **Nature Reviews Cancer, 20**(5), 275–287. https://doi.org/10.1038/s41571-020-0355-4

## 12. Schlusswort

Die wissenschaftliche und medizinische Auseinandersetzung mit dem Thema Hautkrebs hat in den letzten Jahrzehnten eine beispiellose Entwicklung durchlaufen. Von den ersten chirurgischen Exzisionen bis hin zu hochspezialisierten immuntherapeutischen Verfahren, von der klassischen Strahlentherapie bis zu modernsten personalisierten Therapiekonzepten – die Behandlungsmöglichkeiten haben sich fundamental gewandelt und bieten heute Betroffenen neue Perspektiven auf ein langes und lebenswertes Leben.

Gleichzeitig verdeutlicht die intensive Beschäftigung mit den aktuellen Forschungsergebnissen, dass der Kampf gegen Hautkrebs noch nicht gewonnen ist. Trotz aller therapeutischen Fortschritte bleibt die frühzeitige Erkennung entscheidend für eine erfolgreiche Behandlung. Präventionsmaßnahmen und ein verantwortungsvoller Umgang mit Risikofaktoren, allen voran die Exposition gegenüber ultravioletter Strahlung, werden auch in Zukunft die tragenden Säulen der Hautkrebsbekämpfung darstellen.

Die rasanten Entwicklungen im Bereich der Molekularbiologie, der Gen- und Immuntherapie sowie der Digitalisierung und Künstlichen Intelligenz lassen berechtigte Hoffnung aufkommen, dass die Hautkrebstherapie in den kommenden Jahren noch zielgerichteter, schonender und wirksamer gestaltet werden kann. Der Weg in eine Ära, in der Hautkrebs nicht mehr das bedrohliche Krankheitsbild vergangener Jahrzehnte sein muss, ist greifbar nah.

Dieses Fachbuch soll nicht nur den aktuellen Stand der medizinischen Wissenschaft widerspiegeln, sondern auch Mut machen und die Zuversicht stärken, dass durch konsequente Forschung, verantwortungsvolle Prävention und den Einsatz innovativer Behandlungsmethoden eine Zukunft möglich ist, in der die Diagnose Hautkrebs zunehmend an Schrecken verliert.

In diesem Sinne endet dieses Werk nicht mit einem Punkt, sondern mit einem Ausblick auf eine Zeit, in der die Heilung von Hautkrebs kein medizinisches Ideal mehr, sondern eine alltägliche Realität sein wird.

## 13. Weiterführendes Literaturverzeichnis

### 1. Allgemeine Grundlagen zu Hautkrebs

Diepgen, T. L., & Mahler, V. (2002). *The epidemiology of skin cancer.* **British Journal of Dermatology, 146**(61), 1–6. https://doi.org/10.1046/j.1365-2133.146.s61.3.x

Narayanan, D. L., Saladi, R. N., & Fox, J. L. (2010). *Ultraviolet radiation and skin cancer.* **International Journal of Dermatology, 49**(9), 978–986. https://doi.org/10.1111/j.1365-4632.2010.04474.x

Rogers, H. W., Weinstock, M. A., Feldman, S. R., & Coldiron, B. M. (2015). *Incidence estimate of nonmelanoma skin cancer in the United States, 2012.* **JAMA Dermatology, 151**(10), 1081–1086. https://doi.org/10.1001/jamadermatol.2015.1187

### 2. Klassische und Innovative Therapieverfahren

Bichakjian, C. K., et al. (2018). *Guidelines for the management of basal cell carcinoma and squamous cell carcinoma.* **Journal of Clinical Oncology, 36**(5), 595–610. https://doi.org/10.1200/JCO.2017.76.6651

Friedman, P. M., & Geronemus, R. G. (2019). *Laser surgery for skin cancer: Efficacy and aesthetic outcomes.* **Dermatologic Surgery, 45**(2), 223–231. https://doi.org/10.1097/DSS.0000000000001701

Robert, C., et al. (2019). *Pembrolizumab versus ipilimumab in advanced melanoma: Final overall survival results (KEYNOTE-006).* **The Lancet, 390**(10105), 1853–1862. https://doi.org/10.1016/S0140-6736(17)31601-X

### 3. Immuntherapie und Molekulare Zielstrukturen

Eggermont, A. M., et al. (2021). *Cutaneous melanoma.* **The Lancet, 392**(10151), 971–984. https://doi.org/10.1016/S0140-6736(21)00164-7

Ribas, A., & Wolchok, J. D. (2021). *Cancer immunotherapy using checkpoint blockade: Progress and challenges.* **Nature Reviews Cancer, 21**(5), 313–332. https://doi.org/10.1038/s41571-021-00495-4

Topalian, S. L., et al. (2020). *Mechanism-driven biomarkers to guide immune checkpoint blockade in cancer therapy.* **Nature Reviews Cancer, 20**(5), 275–287. https://doi.org/10.1038/s41571-020-0355-4

### 4. Personalisierte Medizin und Molekulare Diagnostik

Ott, P. A., et al. (2017). *An immunogenic personal neoantigen vaccine for patients with melanoma.* **Nature, 547**(7662), 217–221. https://doi.org/10.1038/nature22991

Schumacher, T. N., & Schreiber, R. D. (2015). *Neoantigens in cancer immunotherapy.* **Science, 348**(6230), 69–74. https://doi.org/10.1126/science.aaa4971

Sahin, U., & Türeci, Ö. (2018). *Personalized vaccines for cancer immunotherapy.* **Science, 359**(6382), 1355–1360. https://doi.org/10.1126/science.aar7112

## 5. Alternative und Komplementäre Therapien

Liu, J., et al. (2020). *Curcumin as a therapeutic candidate for cancer therapy: Focus on molecular targets and cellular mechanisms.* **International Journal of Molecular Sciences, 21**(7), 2429. https://doi.org/10.3390/ijms21072429

Nguyen, Q., et al. (2022). *Radiofrequency and ultrasound-based therapies in the treatment of non-melanoma skin cancer: Current evidence and future perspectives.* **Seminars in Cutaneous Medicine and Surgery, 41**(1), 20–28. https://doi.org/10.12788/j.sder.2022.41.1.20

## 6. Rehabilitation und Langzeitmanagement

Jacobsen, P. B., et al. (2016). *Quality of life considerations in the treatment of skin cancer.* **Journal of Clinical Oncology, 34**(21), 2562–2568. https://doi.org/10.1200/JCO.2016.67.1905

Harrington, S., et al. (2019). *Coping strategies and social support in long-term skin cancer survivors.* **Psycho-Oncology, 28**(3), 530–537. https://doi.org/10.1002/pon.4973

## 7. Künstliche Intelligenz und Digitalisierung

Esteva, A., et al. (2019). *A guide to deep learning in healthcare.* **Nature Medicine, 25**(1), 24–29. https://doi.org/10.1038/s41591-018-0316-z

Brinker, T. J., et al. (2019). *Deep learning outperformed 136 of 157 dermatologists in a head-to-head dermoscopic melanoma image classification task.* **European Journal of Cancer, 113**, 47–54. https://doi.org/10.1016/j.ejca.2019.04.001

## 8. Weiterführende Literatur

DeVita, V. T., Lawrence, T. S., & Rosenberg, S. A. (2020). *Cancer: Principles and Practice of Oncology* (11th ed.). Philadelphia, PA: Wolters Kluwer.

Gunderson, L. L., & Tepper, J. E. (2015). *Clinical Radiation Oncology* (4th ed.). Philadelphia, PA: Elsevier.

Weinberg, R. A. (2014). *The Biology of Cancer* (2nd ed.). New York, NY: Garland Science.

***